TRAITÉ THÉORIQUE ET PRATIQUE

DE

LA CHLOROSE

AVEC UNE ÉTUDE SPÉCIALE

SUR

LA CHLOROSE DES ENFANTS

PAR

AuG. NONAT

Médecin de la Charité,
Agrégé libre de la Faculté de médecine de Paris,
Chevalier de la Légion d'honneur,
Membre de la Société médicale des hôpitaux ; de la Société de médecine de la Seine ;
De la Société médicale d'émulation, etc.

PARIS

ADRIEN DELAHAYE, LIBRAIRE-ÉDITEUR
PLACE DE L'ÉCOLE-DE-MÉDECINE
1864

TRAITÉ THÉORIQUE ET PRATIQUE

DE

LA CHLOROSE

Paris. — Imprimerie de E. MARTINET, rue Mignon, 2.

TRAITÉ THÉORIQUE ET PRATIQUE

DE

LA CHLOROSE

AVEC UNE ÉTUDE SPÉCIALE

SUR

LA CHLOROSE DES ENFANTS

PAR

AUG. NONAT

Médecin de la Charité,
Agrégé libre de la Faculté de médecine de Paris,
Chevalier de la Légion d'honneur,
Membre de la Société médicale des hôpitaux ; de la Société de médecine de la Seine ;
De la Société médicale d'émulation, etc.

PARIS

ADRIEN DELAHAYE, LIBRAIRE-ÉDITEUR

PLACE DE L'ÉCOLE-DE-MÉDECINE

1864

TRAITÉ

THÉORIQUE ET PRATIQUE

DE LA CHLOROSE

AVANT-PROPOS

Tout ce qui a été le plus récemment écrit ou professé sur la *chlorose* démontre jusqu'à quel point les opinions des pathologistes sont encore divergentes relativement aux causes et à la nature de cet état morbide. Je veux chercher dans ce travail à élucider les points les plus obscurs de la question et à ramener les esprits vers une doctrine qui me paraît plus conforme à la saine observation, et plus en rapport avec l'enseignement des faits.

Dans ce but, je me propose, non-seulement de tracer un tableau aussi fidèle et aussi complet que possible de la chlorose, mais encore d'aborder, à mesure qu'ils se présenteront, et, s'il se peut, de résoudre, les nombreux et difficiles problèmes que soulève l'étude de cette affection. Tels sont : la nature de la chlorose et sa physiologie pathologique; — la dis-

» 7° Elle est très-fréquente chez les enfants, âge auquel elle n'a pas été suffisamment observée jusqu'à ce jour.

» 8° Le fer n'est pas le spécifique de la chlorose, au même titre que le mercure pour la syphilis et le quinquina pour les fièvres intermittentes. Néanmoins il est nécessaire d'administrer les préparations ferrugineuses contre la chlorose; car elles constituent jusqu'à présent la médication auxiliaire la plus efficace de cette maladie.

» Nous avons pu, nous avons dû ne pas nous abstenir de toute critique sous le rapport de la lettre et de la forme du mémoire de M. Nonat; mais notre critique ne saurait porter sur l'esprit ou le fond même de ce remarquable travail, tel que nous venons de le résumer. Sous ce rapport capital, nous reconnaissons bien volontiers que les études de M. Nonat ne pèchent contre aucun des principes de l'orthodoxie médicale au sujet de la chlorose. Or, en aucun temps, sans en excepter le nôtre, ce n'est pas un mérite médiocre que de marcher ainsi au milieu de cette espèce de corps d'élite qui, toujours militant, défend pied à pied le domaine de la saine observation et de la saine raison contre toute invasion des mauvais observateurs et des sophistes.

» Ce n'est pas, toutefois, par ce seul genre de mérite que se distingue et brille, pour ainsi dire, le travail de M. Nonat. En effet, il est relativement à l'âge une espèce de chlorose que l'un des premiers, ainsi qu'il en a justement revendiqué l'honneur, il a étudié d'une manière spéciale, *ex professo*, nous parlons de la chlorose des enfants. Avant lui; la fréquence extrême de la chlorose et de l'anémie, isolées ou réunies, avait été ponctuellement signalée; mais en insistant sur cette fréquence, on avait fait abstraction de l'âge. Or, nul avant M. Nonat n'avait, comme il l'a fait, signalé cette fréquence dans l'enfance.

» Les études de M. Nonat, sous le point de vue qui nous occupe, réunissent donc au mérite que nous leur avons déjà reconnu celui de la nouveauté.

» A ce double titre, M. Nonat s'est acquis de nouveaux droits à l'estime et à la reconnaissance de la médecine. Aussi, nous plaisons-nous à espérer que l'Académie voudra bien approuver la proposition que nous lui faisons, celle de déposer très-honorablement le mémoire de notre confrère dans ses archives et d'adresser une lettre de remercîments à son savant auteur. »

L'Académie adopte ces conclusions.

CHAPITRE PREMIER

DÉFINITION ET PHYSIOLOGIE PATHOLOGIQUE DE LA CHLOROSE.

La plupart des traités classiques de médecine dé-
crivent plutôt qu'ils ne définissent la chlorose. Leur
définition, calquée sur celle de F. Hoffmann, n'est
qu'une énumération sommaire des principales altérations fonctionnelles et de quelques-uns des signes
extérieurs qu'on observe dans cette affection, tels que :
« La coloration blanche, verdâtre ou jaune, de la face,
l'altération des humeurs, le trouble de la circulation,
de la menstruation, des accidents nerveux, l'atonie
des viscères et une prostration plus ou moins marquée. » (*Compendium de médecine pratique*, t. II,
p. 205.) Dans une pareille définition et dans d'autres
semblables, on chercherait en vain une détermination
nosographique précise, un des éléments constitutifs
d'une espèce morbide particulière. On ne trouve là
rien de caractéristique et qui ne soit commun à une
foule d'autres maladies que la chlorose. Tous ces symptômes ne se rencontrent-ils pas, en effet, dans
presque toutes les cachexies et dans la plus grande
partie des lésions organiques?

Ce défaut de précision dans la définition de la chlo-

rose résulte nécessairement du vague, de l'incertitude, qui planent toujours sur sa nature, sur son véritable caractère nosologique.

Il faut avouer cependant que la chimie est parvenue
à jeter quelque lumière sur ce point ; et à cet égard,
on ne saurait trop proclamer l'importance des recherches de MM. Prévost et Dumas, Lecanu, Foedish,
Liebig, Andral et Gavarret, Becquerel et Rodier. Ces
auteurs ont fait pour ainsi dire l'anatomie pathologique de la chlorose, en étudiant les altérations du
sang dans cette affection, où le scalpel ne découvre
aucune lésion des solides.

Il n'est douteux pour personne aujourd'hui qu'il
n'y ait dans la chlorose une diminution très-sensible
des globules du sang : et c'est là ce qui constitue
essentiellement l'expression anatomique de la maladie.

Mais à quoi tient cette lésion ? Quelle en est la cause
fonctionnelle ? C'est ici qu'est la difficulté, et qu'on
voit la discorde se mettre dans le camp des pathologistes. Les uns font provenir la chlorose d'un état
d'asthénie du système sanguin (Boisseau) ; d'autres
d'une sanguification vicieuse (Blaud). M. Roche l'attribue à la débilité des organes génitaux ; Copland la fait
dériver d'une asthénie du grand sympathique ; Hoffmann et Gardien en ont placé la cause dans un état
d'adynamie du tube digestif ; enfin, beaucoup de médecins veulent que la chlorose reconnaisse pour cause

essentielle un dérangement de la menstruation. Je reviendrai plus tard sur cette opinion, que je me propose d'examiner dans un paragraphe spécial.

Quant aux idées de Boisseau et de Blaud, nous croyons qu'elles se rapprochent un peu de la vérité ; seulement elles sont exprimées en termes si peu précis, qu'elles laissent un grand vague dans l'esprit, d'où vient sans doute qu'elles ont trouvé peu de crédit parmi les nosologistes.

Suivant M. Bouillaud, qui s'est, à mon avis, le plus rapproché de la vérité, « la chlorose est due à une prédisposition native, originelle, prédisposition organique, dit-il, aussi réelle qu'elle est difficile à définir. » J'adopte les premiers termes de cette définition ; je crois, avec M. Bouillaud, que la chlorose tient à une prédisposition native, originelle, pour me servir des mêmes expressions ; mais j'ajoute que cette prédisposition, que l'éminent nosographe renonce à définir, est liée à un abaissement de la force d'hématose, ou, si on le préfère (ce qui est la même chose), à un affaiblissement des fonctions de sanguification.

Je m'explique :

Je nomme *force d'hématose* la résultante des fonctions qui concourent à la sanguification ou à la confection du sang.

La force d'hématose est corrélative de la richesse du sang ; elle s'évalue par la proportion des globules. Plus le sang est riche en globules, plus la force d'hématose est grande, et réciproquement. La proportion des globules sanguins doit donc être considérée comme l'expression ou la mesure de la force d'hématose.

La force d'hématose, comme le degré de globulisation du sang, est variable suivant les espèces animales, et dans chaque espèce, suivant les âges, les sexes et certaines conditions individuelles.

La force d'hématose atteint son maximum chez les oiseaux, qui sont ceux de tous les animaux dont le sang est le plus riche en globules, ainsi qu'il résulte des analyses comparatives de MM. Prévost et Dumas; puis vient le singe; l'espèce humaine n'arrive qu'en troisième rang; enfin, la force d'hématose va décroissant chez le reste des vertébrés et dans toute la série des animaux à sang froid, en raison directe de la décoloration du sang et de l'abaissement de la température animale (la tortue seule fait exception à cette règle).

Voici un tableau emprunté au beau travail de MM. Prévost et Dumas sur le sang, et dans lequel on trouvera la proportion exacte des globules, et par conséquent l'expression arithmétique de la force d'hématose pour les principales espèces animales.

NOM DE L'ANIMAL.	SA TEMPÉRATURE MOYENNE.	10 000 PART. DE SANG CONTIENNENT :		
		GLOBULES.	ALBUMINE ET SELS SOLUBLES	EAU.
Pigeon	42° c.	1557	469	7974
Poule	41,5	1571	630	7799
Canard	42,5	1501	847	7652
Corbeau	»	1466	564	7970
Héron	41	1326	592	8082
Singe	35,5	1461	779	7760
Homme	37,5	1292	869	7839
Cochon d'Inde .	38	1280	872	7848
Chien	37,4	1238	655	8107
Chat	38,5	1204	843	7953
Chèvre	39,2	1020	834	8146
Veau	»	912	828	8260
Lapin	38	938	683	8379
Cheval	36,8	920	897	8483
Mouton	38	935	772	8293
Truite	»	638	725	8637
Lote	Celle du milieu ambiant.	481	657	8862
Grenouille	9° dans une eau à 7°,5.	690	464	8846
Tortue	Celle de l'air.	1506	806	7688
Anguille	»	600	940	8460

Dans l'espèce humaine, la force d'hématose est sujette à deux sortes de variations : des variations que
j'appellerai *physiologiques* et qui sont relatives au sexe
et à l'âge, et des variations que je nommerai *pathologiques* et qui se rapportent à certaines conditions individuelles de tempérament et de constitution.

La force d'hématose est soumise, pour chaque sexe
et pour chaque âge, à une sorte de type dont elle ne

peut dévier sans inconvénient pour la santé ; en d'autres termes, elle a des bornes physiologiques qu'elle ne doit dépasser ni en plus, ni en moins.

La force d'hématose est plus élevée chez l'homme que chez la femme.

Dans les deux sexes, elle s'accroît avec l'âge jusqu'à l'entier développement de l'organisme ; alors elle reste stationnaire, ou, du moins, ses variations ne paraissent plus recevoir de l'âge une influence marquée.

Ainsi, de vingt à soixante ans, d'après les recherches de M. Lecanu, la proportion des globules oscille :

1° Pour l'homme, entre 148 et 115 pour 1000 ;

2° Pour la femme, entre 129 et 68 pour 1000.

Si nous prenons la moyenne de toutes les analyses qui ont servi de base au travail de M. Lecanu, nous trouvons qu'elle est de 132 chez l'homme et de 115 chez la femme.

Malheureusement il n'a pas été fait d'analyse qui nous permette de fixer la limite physiologique des globules sanguins chez l'enfant.

Lorsque la proportion des globules s'écarte sensiblement des limites que nous venons d'indiquer, c'est que, je le répète, la force d'hématose s'écarte elle-même de l'état normal.

Si cette force est exagérée, les globules sont en excès dans le sang, et il se produit un état morbide connu sous le nom de *pléthore ;* si, au contraire, la force d'hématose est abaissée, la proportion des globules sanguins est aussi diminuée, et il se manifeste alors un état pathologique opposé : la *chlorose*.

Je définirai donc la chlorose une *maladie caractérisée* fonctionnellement *par un abaissement de la force d'hématose, ou un affaiblissement des fonctions de sanguification;* et anatomiquement *par une diminution dans la proportion des globules du sang.*

CHAPITRE II

CHLOROSE ET ANÉMIE. — CARACTÈRES DISTINCTIFS
DE CES DEUX ÉTATS MORBIDES.

Pour beaucoup de pathologistes, *chlorose* et *anémie*
sont synonymes, et doivent s'entendre d'une seule et
même affection.

M. le professeur Grisolle, dans son *Traité de pathologie interne* (t. I, p. 188, 6ᵉ édit.), disserte longuement pour démontrer que « la chlorose et l'anémie
ne sont pas deux maladies distinctes. »

Sur quelles preuves s'appuie cette opinion ?

On invoque la similitude des symptômes, l'analogie
de la marche des deux affections, l'identité de causes
et l'efficacité des mêmes moyens de traitement.

A coup sûr, on serait dans le vrai si tous ces arguments étaient parfaitement fondés. Mais nous allons
voir qu'ils sont loin d'être justifiés par une observation clinique rigoureuse.

Sans doute, dans la chlorose comme dans l'anémie,
on note la flaccidité des chairs, la décoloration de la
peau, l'essoufflement, des palpitations, des bruits
anormaux dans le cœur et dans les principales artères,
de la faiblesse dans le pouls, des lypothymies, des
syncopes, des troubles divers dans les fonctions diges-

tives, des douleurs névralgiques, des crises convulsives, de l'abattement, de la nonchalance, etc. Mais
ces phénomènes caractéristiques de l'appauvrissement
du sang se présentent-ils au même degré d'intensité
et de durée dans tous les cas et chez tous les sujets?
N'y a-t-il pas des malades chez qui ces troubles
fonctionnels, et en particulier les symptômes nerveux,
surprennent par la singularité des formes, par la
bizarrerie de la marche, par leur opiniâtreté, et quelquefois aussi par les atteintes profondes qu'ils portent
à l'organisme? Eh bien! ces particularités s'observent
plutôt chez les chlorotiques que chez les anémiques.
Assurément, l'anémie produit l'amyosthénie, l'anesthésie, l'analgésie, et même des perturbations morales
graves ; mais ces accidents sont plus fréquents encore,
plus étendus, plus profonds, et surtout beaucoup plus
rebelles dans la chlorose que dans l'anémie.

Mais-là, pourtant, n'est pas la différence caractéristique. Ceux qui voient deux affections identiques dans
la chlorose et dans l'anémie, prétendent que le sang
offre, dans les deux cas, les mêmes changements
de composition (Grisolle, *loc. cit.*, p. 189). C'est
une erreur qui a sa source dans les analyses que les
chimistes ont faites du sang, et dans lesquelles on
trouve sans cesse confondues les expressions de chlorotiques et d'anémiques. Que des chimistes aient fait
une confusion semblable, rien de très-surprenant;
mais qu'elle soit consacrée par des cliniciens, c'est ce

qui a bien lieu d'étonner. Je n'admets pas, quant à moi, qu'il y ait identité d'altération du sang chez les chlorotiques et chez les anémiques. Je crois que chez les premiers il y a seulement diminution des globules, les autres éléments du sang restant les mêmes ; chez les seconds, en même temps que la proportion des globules est diminuée, il y a aussi une diminution corrélative des autres éléments sanguins. En d'autres termes, dans la chlorose la diminution porte exclusivement sur les globules, tandis que dans l'anémie elle porte presque toujours simultanément sur toute la masse du sang.

Ce que j'avance n'est pas une hypothèse, c'est un fait qui résulte des analyses de MM. Andral et Gavarret. En effet, voici ce qu'on lit dans leur *Essai d'hématologie* (p. 50) :

« Dans l'anémie spontanée (qui n'est pas autre chose que la chlorose, ainsi que je l'établirai plus bas), les globules seuls sont diminués : la fibrine et les matières solides du sérum ont conservé leur chiffre normal....

» Dans l'anémie qui succède à des pertes de sang plus ou moins abondantes, il peut également arriver qu'on ne trouve que les seuls globules diminués; mais il arrive bientôt un moment où le sang vient également à perdre de ses autres principes, et l'on voit diminuer, avec les globules, la fibrine et l'albumine du sérum... »

Ainsi donc, la plupart des analyses, et en particulier celles de Fœdish, dans lesquelles on trouve une diminution simultanée des globules et de la fibrine, n'appartiennent pas au sang des chlorotiques, mais bien à celui des anémiques. On ne saurait, en conséquence, les invoquer comme un argument en faveur de l'identité des deux affections. Il résulte même des recherches et des déclarations précitées de MM. Andral et Gavarret, que les résultats obtenus par Fœdish doivent servir de témoignage à l'appui de l'opinion que nous soutenons, à savoir que la chlorose et l'anémie sont deux états morbides fort distincts.

Cette différence ressort bien plus encore de l'étude des causes des deux affections.

L'anémie est un accident ; elle est le résultat de pertes de sang plus ou moins abondantes, d'une saignée copieuse, d'une métrorrhagie ; ou bien elle est produite par les troubles profonds que subit la nutrition sous l'influence d'une maladie toxique, virulente, infectieuse, organique (fièvre palustre, empoisonnement saturnin, cachexie mercurielle, syphilis, intoxication cadavérique, infection purulente, albuminurie, diathèses cancéreuse, tuberculeuse, etc.).

Dans l'anémie, la force d'hématose demeure intacte ; elle ne subit aucune altération ; mais dans la chlorose cette force est abaissée. Aussi, la chlorose est-elle inhérente à la constitution et s'apporte-t-elle en naissant ; c'est une maladie congénitale, une sorte d'idiosyncrasie. C'est, si l'on veut, une manière d'être résultant d'un fonctionnement défectueux des organes chargés de la sanguification.

On peut produire artificiellement l'anémie, il suffit pour cela d'épuiser un animal par la saignée ; mais, comme l'a dit avec raison M. Trousseau, n'est pas chlorotique qui veut ! On pourrait dire autrement, en imitant un vers bien connu :

On devient anémique et l'on naît chlorotique.

Je ne saurais donc adopter le sentiment de M. Grisolle qui professe que la chlorose « se développe sous l'influence des mêmes conditions que l'anémie. » (*Loc. cit.*, p. 189.)

Enfin, pour la démonstration de la doctrine qu'il soutient, le même auteur ajoute que la chlorose « exige le même traitement que l'anémie. » (*Ibid.*) Cette question étant d'une haute importance pratique, je me propose de la traiter d'une manière complète un peu plus loin. Je me contenterai de faire observer ici que je ne puis partager encore l'opinion de M. Grisolle.

Tout ce qui vient d'être dit dans ce chapitre tend donc à démontrer que la chlorose et l'anémie sont deux états morbides différents.

Ils peuvent se compliquer l'un l'autre ; et il n'est pas rare de les rencontrer simultanément chez le même sujet. Cet état complexe constitue la *chloro-*

anémie. On l'observe chez les individus primitivement chlorotiques, qui ont subi d'abondantes déperditions sanguines ou qui sont atteints d'affections organiques avancées.

CHAPITRE III

Y A-T-IL RÉELLEMENT DEUX VARIÉTÉS DE CHLOROSE,
L'UNE IDIOPATHIQUE, L'AUTRE SYMPTOMATIQUE ?

Les auteurs du *Compendium* n'hésitent pas à résoudre cette question par l'affirmative. Ils admettent une chlorose « idiopathique, essentielle, dont l'origine, disent-ils, nous est jusqu'à présent inconnue et dont les symptômes ne peuvent se rapporter spécialement à la souffrance de tel ou tel organe ; et une chlorose symptomatique, qu'ils nomment encore *consécutive* ou *pseudo-chlorose*, qui provient « d'une altération viscérale évidente..... Cette dernière, ajoutent-ils, est la plus fréquente. » Nous avons vainement cherché dans l'article du *Compendium* la justification de ces assertions, et la preuve de l'existence des chloroses symptomatiques et de leur fréquence. MM. Delaberge et Monneret, après avoir écarté du cadre des chloroses symptomatiques les cachexies cancéreuse, tuberculeuse, etc., se demandent s'il faut ranger dans la classe de ces chloroses la plupart de celles qu'ils ont regardées comme idiopathiques. Cette incertitude même et l'embarras qu'ils éprouvent à bien préciser les lésions capables de provoquer la vraie chlorose démontrent suffisamment combien est peu fondée la

distinction que les auteurs du *Compendium* ont cherché d'abord à faire prévaloir.

De la définition que j'ai donnée de la chlorose et
de l'opinion que j'ai émise sur la nature de cette affection il ressort évidemment que la chlorose, à mes
yeux, est une maladie essentielle, idiopathique et qui
mérite une place spéciale dans le cadre nosologique.

Quant aux chloroses dites symptomatiques, je les
range, à titre d'espèces, dans la classe des anémies
cachectiques, c'est-à-dire parmi les altérations du
sang qui reconnaissent pour cause l'introduction dans
l'économie d'un principe toxique ou virulent.

CHAPITRE IV

Avant d'exposer l'étiologie de la chlorose telle qu'il me paraît convenable de l'envisager, je crois utile de discuter et de résoudre préalablement trois questions encore débattues et relatives à l'influence du sexe, de la menstruation et de l'âge sur la production de cette maladie.

1° La chlorose est-elle exclusivement propre à la femme?

Les anciens ont professé cette opinion ; et Hoffmann déclare nettement que c'est folie de soutenir que l'homme peut être atteint de chlorose. Un pareil sentiment se comprendrait de la part de ceux qui font provenir la chlorose d'un dérangement de la menstruation ou d'une asthénie de l'utérus ; mais on ne voit pas trop pourquoi Hoffmann refuse la chlorose à l'homme, lui qui en place la cause dans un état d'adynamie du tube digestif.

Aujourd'hui, presque tous les médecins sont d'accord que la chlorose est une affection commune aux deux sexes. Toutefois ils font la part trop large à la femme et trop petite à l'homme : nous en dirons bientôt la raison. M. Trousseau, néanmoins, parmi les modernes, semble chercher à faire revivre la doctrine ancienne. Dans la discussion académique *sur le perchlorure de fer* (5 juin 1860), il a déclaré formellement que « la chlorose est une maladie presque exclusive à la femme. » Comme on le voit, entre l'opinion des anciens et celle de M. Trousseau, il n'y a que la différence du mot *presque*. Je ne crois pas me tromper en disant que M. Trousseau est *presque* le seul aujourd'hui de son opinion.

2° La chlorose peut-elle être la conséquence de la suppression ou de la rétention des règles?

C'est une opinion qui longtemps a eu cours dans la science et qui, malgré son étrangeté, rallie encore à elle bon nombre de pathologistes. M. Trousseau l'a professée de la manière la plus formelle à la tribune académique. « Qu'une jeune fille imprudente, a-t-il dit, peu soucieuse de sacrifier sa santé à une partie de plaisir, prenne un bain de pieds froid, afin de supprimer ses règles, en peu de jours elle deviendra chlorotique, non point comme dans l'anémie, parce qu'elle aura perdu du sang, mais parce qu'elle en aura trop conservé. » Une explication si ingénieuse ne porte-t-elle pas avec elle sa propre condamnation? Ne fait-elle pas ressortir d'une manière frappante tout ce qu'il y a de contradictoire et d'irrationnel dans cette théorie? Il n'y a, dit-on, rien de logique comme un fait. En voilà un, certainement, qui serait à la règle une grave exception. Mais il n'en est rien; et en pathologie, comme en toutes choses, les faits sont d'une logique inexorable; quand ils semblent s'en écarter, c'est que les hommes les ont dénaturés, défigurés, ou mal interprétés. Je crois que c'est le cas pour l'étiologie de la chlorose. On a dit qu'une femme non réglée était chlorotique, parce qu'elle n'avait point ses règles. C'est une erreur; et, pour être dans le vrai, il faudrait renverser la proposition. Ne répugne-t-il pas au sens médical et à la raison la plus vulgaire d'admettre qu'une jeune fille est chlorotique, c'est-à-dire pauvre en sang parce qu'elle n'a point perdu ou qu'elle a cessé de perdre du sang? Ne vaut-il pas mieux dire que l'aménorrhée, au lieu d'être la cause de la chlorose, en est tantôt un effet, tantôt une complication?

Ainsi, une jeune fille chlorotique, ayant passé l'âge de la puberté, est-elle mal réglée ou ne l'est-elle point du tout, je n'hésiterai pas à déclarer qu'alors la chlorose a précédé la dysménorrhée ou l'aménorrhée; et je considérerai ces deux derniers états comme la conséquence de la première affection.

Mais s'agit-il de jeunes filles qui deviennent chlorotiques à la suite d'une brusque suppression des menstrues; j'affirme qu'elles étaient chlorotiques avant l'accident qui a occasionné la suppression du

flux cataménial : seulement elles l'étaient sans doute
à un faible degré et sans que leur santé en éprouvât
des atteintes sensibles. Aussi l'état chlorotique pas-
sait-il inaperçu, et n'est-il devenu manifeste que
lorsque des phénomènes plus sérieux sont venus fixer
l'attention des malades et des médecins. Dans ces
cas, les troubles fonctionnels qu'on observe se rattachent bien plus à la rétention des menstrues qu'à la
chlorose elle-même ; ou, si l'on veut, ce sont des
accidents qui compliquent l'état chlorotique et qui,
par une sorte de réaction toute naturelle, empruntent
à la chlorose un caractère de gravité et de durée qu'ils
n'auraient pas sans elle.

Je me résume donc et je dis :

La chlorose, loin d'être la conséquence d'une suppression ou d'une rétention des menstrues, en est, au
contraire, assez généralement la cause. Les faits qui
servent de base à la doctrine opposée sont des faits
mal observés ou mal interprétés. Ils se rapportent tous
à des cas où la chlorose était restée méconnue ou
avait passé primitivement inaperçue. Comme surcroît
de démonstration, je pourrais rappeler ici les objections qu'a soulevées contre elle la doctrine que je combats. En effet, on a argué, avec raison, que la chlorose existe chez des filles bien réglées, chez des
femmes enceintes (Blaud) et chez des femmes qui ne
sont plus réglées, chez des enfants et chez l'homme
lui-même.

En considérant la chlorose, ainsi que je le fais, comme un appauvrissement de sang, toujours et uniquement déterminé par une insuffisance de la force d'hématose, il est superflu d'invoquer tant d'arguments. Il devient clair que la chlorose doit précéder et précède constamment le dérangement de la menstruation, et qu'en aucune manière elle ne peut en être le résultat.

3° Est-il vrai que la chlorose soit une affection de l'âge pubère ?

Cette question est intimement liée à la précédente; elle lui est corrélative, et sa solution ne peut en être que le corollaire. Hoffmann prétend que la chlorose ne se montre jamais avant la puberté. C'est une opinion que se sont efforcés de soutenir ceux qui regardent la chlorose comme une conséquence de la rétention ou de la suppression du flux menstruel.

Telle n'est pas notre manière de voir. J'ai déjà dit, en effet, que la chlorose est à mes yeux essentiellement une affection constitutionnelle, une disposition organique particulière, que certains individus apportent en naissant.

La chlorose est donc une maladie de tous les âges, et même, contrairement à l'opinion généralement accréditée, elle est plus commune dans l'enfance qu'aux autres périodes de la vie, comme je le démontrerai

dans un des chapitres suivants, spécialement consacré
à l'étude de la chlorose chez les enfants.

Ces trois questions préalables résolues , j'aborde
l'étiologie proprement dite de la chlorose.

J'ai dit que le plus souvent on naît chlorotique ; que
la chlorose, en général, est une affection congénitale.

Il faut donc chercher la cause première, la cause
essentielle de la chlorose dans les conditions mêmes
qui président au développement du fœtus, et souvent
dans le tempérament ou la constitution des parents.

La plus active et la plus importante de ces conditions étiologiques, c'est l'hérédité. La chlorose, comme
tous les états organiques, se transmet par voie de génération directe ou indirecte, immédiate ou médiate :
cela n'est pas douteux. Ainsi, un père ou une mère
atteints de chlorose peuvent engendrer un enfant chlorotique. Il n'est pas nécessaire que la chlorose existe
actuellement chez les parents pour que cette transmission ait lieu ; il suffit que les parents aient été chlorotiques dans leur enfance ou pendant leur jeunesse.

Mais indépendamment de cette transmission directe, les parents peuvent communiquer aux enfants
la chlorose d'une manière indirecte, c'est-à-dire sans
en être atteints eux-mêmes. Ainsi, je ne mets pas en
doute que des parents mal portants, d'une constitution
chétive ou délicate, tuberculeux ou affectés de quelque
autre maladie constitutionnelle ou diathésique, puissent

procréer des enfants chlorotiques, c'est-à-dire des enfants organisés d'une manière défectueuse pour l'accomplissement des fonctions d'hématose.

Il est probable encore que les mauvaises conditions hygiéniques dans lesquelles vit la mère pendant sa grossesse, les fatigues, les travaux pénibles, une nourriture insuffisante, etc., doivent contribuer au développement des conditions organiques de la chlorose chez l'enfant.

J'en dirai autant de certains accidents morbides qui surviennent pendant la grossesse et qui en troublent l'évolution normale : tels sont les vomissements répétés ou incoercibles, la dyspepsie amenant l'alimentation insuffisante, les pertes utérines provenant d'une insertion vicieuse du placenta ou de toute autre cause, enfin toutes les maladies intercurrentes ayant pour siége d'autres organes que l'utérus.

Telles sont les conditions les plus générales qui peuvent développer chez un enfant l'aptitude à la chlorose. Ce sont, comme on le voit, toutes les influences capables de jeter une perturbation quelconque, passagère ou prolongée, dans les phénomènes de la vie intra-utérine.

A ce titre, on pourrait encore joindre aux causes précédentes, qui se rattachent aux parents et surtout à la mère, toutes les autres influences provenant de l'enfant lui-même, telles qu'une hydropisie de l'amnios, un vice de conformation ou une maladie du placenta ou du cordon ombilical, lésions qui toutes agissent plus particulièrement sur la circulation fœtale.

Voilà donc les véritables causes efficientes de la chlorose, dont il faut surtout chercher l'origine dans les conditions héréditaires, ou dans certaines particularités de la vie intra-utérine et de l'évolution fœtale.

Les influences qui agissent plus tard sur l'enfant, après la naissance, sont incapables de produire directement cet état morbide; elles ne peuvent que l'aggraver, ou le rendre manifeste s'il était latent.

Parmi les causes déterminantes ou aggravantes, nous distinguerons celles qui exercent leur action sur l'enfant ou dans les premiers âges de la vie, et celles qui exercent plus spécialement leur influence sur un âge plus avancé, l'adolescence et la jeunesse. Beaucoup de ces causes, comme on le verra, aggravent la chlorose en la compliquant d'anémie, c'est-à-dire d'une diminution notable dans la masse générale du sang.

Certains accidents de l'accouchement peuvent contribuer à rendre l'enfant plus ou moins anémique et, par conséquent, faire éclater chez lui les premières manifestations de la chlorose; telles sont les pertes utérines résultant d'un décollement prématuré du placenta ou de son insertion vicieuse et qui surviennent pendant le travail; telle est encore l'hémorrhagie provoquée par l'arrachement, la déchirure, la ligature tardive ou incomplète du cordon ombilical.

Un allaitement insuffisant ou défectueux, l'usage d'un lait de mauvaise qualité, un sevrage prématuré, un régime mal réglé, une alimentation mal appropriée, l'abus des farineux, par exemple, constituent autant de causes déterminantes ou aggravantes de la chlorose chez les enfants en bas âge.

Nous trouvons des agents non moins funestes dans l'incurie des parents pour leurs enfants, dans la négligence des soins de propreté, dans la mauvaise habitude qu'ont certaines mères de tenir les enfants trop longtemps au logis, de ne pas les faire sortir assez souvent, et de les priver de l'influence bienfaisante de l'air et du soleil.

Souvent les symptômes de la chlorose se révèlent à la suite du travail de la dentition ou de quelque maladie, particulièrement de celles qui sont si communes dans l'enfance : la diarrhée, les fièvres éruptives, les convulsions, le croup, etc.

Plus tard, après la période de l'enfance, les causes qui donnent le plus souvent lieu à une recrudescence de l'état chlorotique ou à une révélation de ses caractères, sont : les progrès et les épreuves de la croissance, l'établissement difficile de la puberté et les orages qui l'accompagnent, surtout chez la femme, en raison des débuts de la menstruation ; l'onanisme ou les excès vénériens ; les veilles, les travaux excessifs, l'exercice des professions insalubres, les mauvaises conditions de régime ou d'habitation, une nourriture insuffisante ou mal choisie, des aliments ou des boissons de mauvaise qualité ; le séjour dans des contrées malsaines, dans des pays marécageux, dans des lieux bas, humides, mal éclairés, mal insolés ; chez la femme, la grossesse, l'accouchement et la lactation ; en un mot, toutes les conditions hygiéniques capables d'exercer sur l'économie une influence débilitante et sur l'hématose une action perturbatrice ou funeste.

Les émotions morales et les chagrins prolongés, en ébranlant le système nerveux et en déprimant l'organisme, déterminent quelquefois la manifestation de la chlorose ou en aggravent les symptômes.

On peut encore ranger parmi les causes déterminantes de la chlorose : ce genre d'éducation défectueuse qui, de nos jours, accorde trop à la culture de l'esprit au préjudice du développement physique ; la funeste habitude d'associer de trop bonne heure les enfants aux plaisirs et aux distractions du monde, aux fatigues et aux veilles de la vie sociale ; l'abus des corsets et des vêtements trop serrés, qui déforment la taille, qui compriment la poitrine, s'opposent à la dilatation des poumons, troublent les fonctions du cœur et apportent ainsi un double obstacle aux fonctions de l'hématose.

De même que chez les enfants, les maladies sont souvent, chez les adultes, l'occasion du développement de l'aptitude chlorotique. Je citerai particulièrement : la fièvre typhoïde, les fièvres éruptives, la fièvre

intermittente, les hémorrhagies abondantes ou répétées, les phlegmasies viscérales graves, l'angine couen-
neuse et l'infection diphthéritique, la dyspepsie, l'enté-
rite prolongée, la dysenterie, le choléra-morbus, la
fièvre jaune, les grands traumatismes, les opérations
chirurgicales, les suppurations de longue durée, les
maladies toxiques ou virulentes, et la plus grande
partie des affections chroniques, qui seront signalées
à l'occasion des complications de la chlorose.

J'indiquerai encore, pour compléter l'étiologie de la
chlorose, certains vices de conformation qui nuisent
aux fonctions des poumons ou du cœur, tels que le
rachitisme, la déformation des côtes, le rétrécissement du thorax, etc.

La chlorose, enfin, se montre plus promptement et
avec plus d'intensité chez les sujets d'une complexion
délicate, d'une constitution faible, d'un tempérament
lymphatique, chez ceux surtout qui présentent les
attributs de la diathèse scrofuleuse. On peut dire, en
effet, que la chlorose est la compagne presque habituelle de la scrofule et du lymphatisme.

CHAPITRE V

Les symptômes généralement attribués à la chlorose sont les suivants :

Pâleur mate de la peau ; décoloration des muqueuses, notamment de celles qui recouvrent les lèvres, les gencives et les paupières.

Palpitations fréquentes ; pouls dépressible, vibrant, quelquefois irrégulier ; bruits de souffle dans les gros vaisseaux, et parfois dans le cœur ; disposition aux hémorrhagies passives.

Respiration plus fréquente qu'à l'état normal, et quelquefois dyspnée, essoufflements faciles, surtout dans les efforts, la marche, l'action de courir ou de monter ; chez quelques malades, toux sèche, nerveuse.

Troubles digestifs variés : appétit tantôt augmenté, tantôt diminué, souvent perverti ; dépravations du goût (*pica*, *malacia*) ; dyspepsie assez fréquente ; quelquefois nausées, vomissements ; état gastralgique ; irritabilité de la muqueuse de l'estomac ; flatuosités.

Diarrhée quelquefois ; constipation le plus souvent ; ou encore alternatives de constipation et de diarrhée.

Sécrétions rarement augmentées, très-souvent diminuées, ou perverties.

Troubles de l'innervation fréquents et variés : flaccidité des chairs; faiblesse musculaire; lenteur dans les mouvements; disposition à la fatigue; douleurs névralgiques; phénomènes d'hyperesthésie ou d'analgésie; paralysies partielles, surtout des téguments.

Spasmes; phénomènes convulsifs; crises hystériques.

Perturbations sensorielles diverses : vertiges, affaiblissement de la vue, amblyopie, diplopie, myopie, éblouissements, amaurose; bourdonnements, tintements et sifflements d'oreilles; diminution de l'ouïe; affaiblissement ou perversion de l'odorat et du goût; paralysie totale ou partielle des papilles gustatives.

Chez certains malades, tendance au sommeil, paresse intellectuelle, lenteur des conceptions, faiblesse de la mémoire, peu d'aptitude aux travaux de l'esprit, imagination presque nulle; caractère faible, irrésolu, insoucieux; humeur variable, nonchalance habituelle.

Chez d'autres, au contraire, développement précoce de l'intelligence, mémoire vive, esprit impressionnable et prompt, caractère opiniâtre et difficile, activité mentale exagérée, quelquefois poussée jusqu'à l'exaltation maladive.

Fonctions génésiques tantôt affaiblies, tantôt excitées : — dans le premier cas, torpeur du sens génital, désirs rares ou nuls, frigidité ou impuissance; — dans le second cas, désirs immodérés pouvant aller jusqu'au satyriasis chez l'homme et jusqu'à la nymphomanie chez la femme.

Tels sont, d'une manière sommaire, les phénomènes pathologiques qui accompagnent le plus ordinairement la chlorose.

On voit par cette simple énumération que la chlorose est une sorte de maladie protéiforme, dont les symptômes, caractérisés tantôt par une augmentation, tantôt par une diminution, tantôt par une perversion des actes organiques ou moraux, sont subordonnés à l'état de la constitution, à la nature du tempérament, aux idiosyncrasies des malades, ainsi qu'au degré d'appauvrissement du sang.

Il est utile de revenir et d'insister sur les plus importants de ces phénomènes morbides.

Paleur des téguments.

La décoloration des téguments, la teinte d'un blanc livide ou d'un jaune citron, d'où est venu le nom de *chlorose* (χλωρος, *jaune-vert*), a été regardée par la plupart des auteurs comme un signe pathognomonique, comme un des caractères essentiels et distinctifs de cet état morbide. C'est là une opinion complétement erronée et qui expose journellement les praticiens inexpérimentés aux plus grossières et aux plus dangereuses méprises de diagnostic.

Un assez grand nombre de chlorotiques, et notam-

ment de jeunes filles, ont le teint vermeil et les téguments assez fortement colorés ; quelquefois même
cette coloration est exagérée, comme il arrive, par
exemple, chez beaucoup de sujets lymphatiques ou
scrofuleux. Il n'y a rien là qui doive surprendre et
qui soit en contradiction avec la nature connue de la
maladie. Dans ce cas, la rougeur intense de certaines
parties de la peau, et particulièrement des joues, n'est
point un indice de la richesse du sang et de l'activité
de la circulation ; elle est, au contraire, le résultat
d'une sorte de stase sanguine qu'il faut attribuer à
l'appauvrissement du sang, à la lenteur de la circulation et à une véritable atonie du réseau capillaire
sous-cutané.

Ce qui tend à confirmer cette opinion, c'est la manière irrégulière dont cette teinte rouge, animée, est
répandue sur le visage ; elle forme comme des taches
assez mal limitées sur les parties les plus saillantes des
joues, dans la région malaire par exemple ; et, le
plus souvent, cette rougeur contraste d'une façon
assez tranchée et vraiment caractéristique avec la décoloration et la teinte blanc jaunâtre des lèvres, du
pourtour de la bouche, des ailes du nez, et de l'une
et l'autre région péri-orbitaire. Je ne saurais trop insister sur cette particularité chez les individus atteints
de ce qu'on appelle la *chlorose rouge*.

Encore un mot sur cet important sujet. J'ai dit avec
raison qu'on s'expose aux plus graves erreurs en consi-

dérant la pâleur comme un des traits caractéristiques de la chlorose. En effet, un malade se présente ayant des vertiges, des douleurs céphaliques, des bruits dans les oreilles, des éblouissements, des troubles visuels; — un autre accusant des palpitations, de la dyspnée, des douleurs, ou de la gêne dans la région précordiale; — un troisième offrant des troubles gas-triques variés; — un quatrième (c'est une jeune fille) se plaignant de dysménorrhée ou d'aménorrhée; — quel jugement porter, quel diagnostic établir, en présence de ces quatre malades, s'ils ont le teint coloré, et si l'on admet que la pâleur est le caractère essentiel de la chlorose? Loin de les considérer comme chlorotiques, on croira qu'ils sont atteints de pléthore, et conformant le pronostic et le traitement à ce diagnostic, au lieu de la médication ferrugineuse on instituera une thérapeutique hyposthénisante ou dé-plétive.

Il n'y a pas longtemps encore qu'il était assez gé-néralement d'usage, par exemple, de prescrire des émissions sanguines, des applications de sangsues aux cuisses ou à l'anus, chez les jeunes filles mal réglées ou à menstruation tardive, surtout quand elles offraient une certaine apparence de force et un teint assez pro-noncé du visage.

Une étude plus attentive a appris heureusement qu'il ne faut pas s'en laisser imposer par la colora-tion des joues, et que souvent une rougeur assez vive des téguments coïncide avec un sang appauvri et des bruits de souffle vasculaires.

La dénomination de *chlorose* et de *pâles couleurs* est donc un terme défectueux que condamne la saine observation des faits et qui ne peut que consacrer et perpétuer une erreur nosologique.

Cependant nous continuerons à nous en servir pour nous conformer au langage communément adopté, mais sans attacher à ce terme un sens rigoureusement étymologique.

Quant aux muqueuses des paupières et de la bouche, leur décoloration est plus constante que celle de la face ; et il n'est pas rare d'observer une grande pâleur des lèvres et des conjonctives, même chez les chlorotiques dont les joues sont fortement colorées.

État du pouls.

Le pouls, habituellement dépressible et vibrant, comme je l'ai dit plus haut, peut varier singulièrement dans son rhythme et dans son volume.

Chez quelques chlorotiques, il est lent et petit ; c'est l'exception. Chez la plupart, il est plus élevé et plus fréquent qu'à l'état normal; chez quelques sujets même, il présente un tel degré d'amplitude et de développement que certains pathologistes, M. Beau entre autres, ont cru voir dans ce phénomène un signe de pléthore, et ont envisagé la chlorose comme une *pléthore séreuse*.

En général, le pouls est sujet, chez les chlorotiques, aux plus grandes variations, aux plus étranges irrégularités. Cela tient à ce que ces malades subissent très-facilement l'influence de toutes les causes qui modifient l'état de la circulation : de là, les retentissements qu'exercent sur le pouls les émotions morales, les fatigues de tout genre, et même l'accomplissement de certaines fonctions, telles que la digestion.

Mais le pouls n'est, pour ainsi dire, que l'écho des phénomènes cardiaques, et les changements qu'il présente ne sont que l'expression affaiblie des troubles qui se passent du côté du cœur lui-même.

Troubles cardiaques.

Les palpitations sont fréquentes chez les chlorotiques, et les causes les plus légères suffisent souvent pour les provoquer ou pour en augmenter l'intensité.

Les battements du cœur acquièrent quelquefois une telle violence, ils frappent avec tant de force la région précordiale, qu'ils ont pu et qu'ils pourraient encore, sans un examen approfondi, en imposer pour les symptômes d'une lésion grave de cet organe.

Sur les malades amaigris, on voit distinctement, à chaque systole, le soulèvement de la poitrine produit par le choc de la pointe du cœur, dans le point circonscrit où ce choc s'effectue.

Ce soulèvement peut être également perçu par la main appliquée sur la région précordiale; quelquefois on y perçoit aussi un très-léger frémissement.

Les signes habituellement négatifs fournis par la percussion indiquent que le cœur a conservé son volume normal. Cependant on a noté, dans quelques cas fort rares, une sorte d'hypertrophie excentrique, avec amincissement des parois ventriculaires, attribuée à l'affaiblissement général de l'économie, auquel le cœur participe. Mais, je le répète, ce sont là des cas exceptionnels et très-sujets à discussion.

Tantôt l'auscultation ne révèle aucun bruit anormal au niveau de la région du cœur; tantôt elle permet d'entendre un bruit de souffle doux, léger, superficiel, *simple*, coïncidant avec la systole ventriculaire, ayant son siége vers le milieu de la région sternale, dans un point correspondant à l'orifice aortique; il se prolonge en haut, dans la direction de l'aorte ascendante.

Ce bruit de souffle est inconstant, fugace, passager. Chez quelques chlorotiques, il apparaît et disparaît sans cause appréciable; chez d'autres, il se montre au moment des palpitations, et se dissipe quand la circulation a repris son calme ordinaire.

Parfois l'impulsion systolique s'accompagne d'un son clair, éclatant, semblable à un faible tintement métallique.

Le second bruit du cœur est normal et nettement
frappé. Ce signe, sur lequel j'ai toujours et depuis
longtemps insisté, est de la plus haute importance
pratique ; il ajoute une grande valeur au bruit de
souffle aortique mentionné plus haut et donne au
diagnostic une extrême précision.

Bruits vasculaires.

Un des symptômes les plus fréquents et les plus
importants de la chlorose, c'est la production de certains bruits anormaux dans les gros vaisseaux et plus
spécialement dans ceux du cou.

Caractères généraux des bruits vasculaires.

Les bruits vasculaires anormaux sont tous des
bruits de courant, ce qui les différencie immédiatement du bruit normal qui est un *bruit de choc*. Ces
bruits sont généralement désignés sous le nom de
bruits de souffle. Ils sont inconstants et mobiles, sujets
à changer de caractères, à apparaître ou à disparaître,
à augmenter ou à diminuer, à subir enfin toutes sortes
de variations, suivant la composition du sang et sous
l'influence des causes qui modifient l'état de la circulation.

Relativement au son, les bruits vasculaires peuvent
être divisés en deux classes : — les uns aphones ou
non musicaux ; — les autres sonores ou musicaux.

Caractères particuliers des bruits vasculaires.

I. — Bruits aphones ou non musicaux.

Ces bruits sont des bruits de souffle proprement dits.

Ils sont doux et sourds, plus ou moins forts, suivant la vitesse du courant sanguin, la tension des parois vasculaires et la constitution du sang.

Ces bruits sont tantôt intermittents, tantôt continus.

Le *bruit de souffle vasculaire intermittent* se produit au moment de la diastole artérielle. Il est habituellement faible et de courte durée. Mais il peut, sous l'influence d'une circulation plus rapide, acquérir plus d'intensité et se prolonger pendant tout le silence qui le sépare du bruit suivant, se confondre avec lui et former ainsi un bruit continu.

Le bruit de souffle continu offre plusieurs variétés, qu'on désigne sous les noms de *murmure simple* ou *bruit de bourdonnement; bruit de souffle avec renforcements,* ou *à double courant.*

Le *bruit de souffle continu simple* a été justement comparé par Laennec à l'espèce de bourdonnement qu'on perçoit en approchant de l'oreille l'ouverture d'un gros coquillage univalve. Il accompagne les deux mouvements de diastole et de systole artérielles, et présente une égale intensité pendant toute la durée de ces mouvements.

Il offre, d'ailleurs, les mêmes caractères que le bruit de souffle intermittent.

Le *bruit de souffle continu avec renforcements* ne diffère du précédent que par l'augmentation du bruit qui se produit à chaque mouvement de diastole ou de systole artérielles. Ce bruit pourrait être figuré par une ligne sinueuse à courbes égales et régulières, dont les ondulations représenteraient les saccades du courant sanguin et les renforcements du bruit.

Ce bruit, en diminuant, reprend les caractères du bruit de souffle continu simple et même du bruit de souffle intermittent. En augmentant, au contraire, il se rapproche peu à peu du bruit musical, et même il en prend tous les caractères dans le bruit connu sous le nom de *bruit de diable*, dont je parlerai plus bas.

Le bruit de souffle continu avec renforcements a été encore nommé *bruit à double courant*. Je ne saurais adopter cette locution, qui ne peut guère échapper à l'un de ces deux reproches, ou de manquer de précision, ou de reposer sur une théorie encore contestable, ainsi que j'aurai occasion de l'établir dans la suite.

II. — Bruits sonores ou musicaux.

Ces bruits anormaux sont toujours continus.

Ils sont plus forts que les précédents, et présentent un timbre plus ou moins éclatant et une grande variété de tons. Les comparaisons établies par Laennec et par M. Bouillaud en donnent une idée assez exacte. Ces bruits, en effet, rappellent tantôt le bruit que l'on produit en fouettant ce jouet d'enfant connu sous le nom de *diable*, d'où la dénomination de *bruit de diable* (Bouillaud); tantôt le *roucoulement d'une tourterelle*, le bruit d'une *guimbarde* ou le *murmure d'une mouche*. Ce dernier bruit a été spécialement désigné sous les noms de *sifflement modulé, chant des artères*.

Le *bruit de diable*, comme je l'ai noté plus haut, correspond au bruit continu avec renforcements et en représente l'expression la plus élevée.

J'ai déjà dit que les bruits vasculaires anormaux, symptomatiques de la chlorose, s'entendent principalement sur le trajet des gros vaisseaux du cou; je les ai vainement cherchés dans d'autres régions, au pli du coude, à l'aine et dans le creux poplité. J'ai rencontré un bruit de souffle continu très-nettement caractérisé sur le trajet de l'artère épigastrique gauche, chez un malade atteint de cirrhose et présentant une dilatation considérable des vaisseaux de la paroi abdominale; évidemment le bruit de souffle reconnaissait ici pour cause la dilatation artérielle; et il est très-probable que les bruits de souffle vasculaires observés dans d'autres régions que le cou tiennent plutôt à la lésion d'un vaisseau qu'à l'altération chlorotique du sang.

Pour pratiquer l'auscultation des vaisseaux du cou, cette région doit être parfaitement libre, dégagée de tout vêtement capable d'exercer une constriction ou une pression sur les vaisseaux. On applique le sté-thoscope un peu au-dessus de la clavicule, au niveau du triangle sus-claviculaire. Le pavillon de l'instrument doit reposer très-exactement sur la peau; mais l'application doit en être assez légère pour éviter toute compression qui, en diminuant le calibre des vaisseaux, pourrait déterminer la production d'un bruit de souffle artificiel et, partant, exposer à une erreur de diagnostic. On ne se contentera pas d'ausculter en un seul point; il faut promener le stéthoscope dans toute l'étendue de la région occupée par les gros vaisseaux du cou. Il faut aussi ausculter comparative-ment à droite et à gauche, afin de constater si les bruits existent des deux côtés, s'ils présentent de part et d'autre les mêmes caractères et le même degré.

La position du malade et son attitude pouvant exercer une influence marquée sur la production et sur les qualités des bruits vasculaires, il importe de faire prendre au malade des positions variées. On l'ausculte successivement debout, assis et couché; en gé-néral, on doit préférer la position couchée. La tête doit être plus ou moins inclinée du côté opposé à celui que l'on ausculte, de manière à donner aux vaisseaux et aux tissus qui les recouvrent le degré de tension voulu. Parfois, ce n'est qu'après quelques tâtonnements qu'on arrive à trouver la position la plus favorable au développement des bruits.

Autant que possible on doit choisir, pour pratiquer cette exploration, un moment où le malade est calme et où rien ne vient jeter le trouble dans la circulation.

Un seul examen ne suffit pas toujours. Il est quelquefois nécessaire de le répéter plusieurs fois, à quelques jours d'intervalle, en raison de la mobilité, de l'inconstance des bruits de souffle vasculaires.

Siége anatomique des bruits vasculaires chloro-anémiques.

Si les pathologistes s'accordent à regarder les bruits de souffle vasculaires, tels que je viens de les décrire, comme des signes cliniques de chlorose, ils s'entendent moins bien relativement au siége anatomique précis de ces bruits.

Les bruits intermittents sont assez généralement attribués aux artères ; il serait difficile de penser autrement ; il y a donc peu ou point de dissidence sur ce sujet.

Mais il n'en est plus de même à propos des bruits continus, soit simples, soit avec renforcements, soit aphones, soit musicaux.

Suivant les uns, en effet, ils se produisent dans les artères ; suivant les autres, dans les veines ; quelques auteurs les placent dans les deux ordres de vaisseaux, tantôt isolément, tantôt simultanément, d'après les caractères des bruits.

On a, de part et d'autre, allégué des expériences et fourni des raisons théoriques.

Ceux qui placent les bruits continus dans les veines ont argué de la continuité du courant sanguin dans ces vaisseaux et de son *intermittence* dans les artères. « N'est-il pas naturel, ont-ils dit, de placer la cause d'un phénomène continu dans une condition qui agit sans interruption, et, par suite, dans la circulation veineuse, continue comme ce phénomène ? » (Aran.) C'est là un argument spécieux et qui repose sur une erreur physiologique grossière ; on est vraiment surpris qu'il ait été accepté et répété sans contestation par la plupart des auteurs. En effet, la circulation artérielle n'est-elle pas tout aussi continue que la circulation veineuse ? Le courant artériel est *saccadé*, mais il n'est pas intermittent. L'intermittence et la saccade sont deux choses très-différentes et qui ne doivent pas être confondues. L'intermittence suppose une interruption du courant, tandis que la saccade n'est qu'un renforcement dans la vitesse du courant. D'ailleurs, il suffit d'avoir assisté à une opération chirurgicale ou à une expérience physiologique, pour savoir que le sang artériel s'échappe du vaisseau lésé par un jet *continu* et *saccadé*. L'argument précité ne prouve donc rien relativement au siége des bruits vasculaires continus.

Quant aux expériences consistant à comprimer les veines jugulaires, soit au-dessus, soit au-dessous du stéthoscope, je ne les crois pas complétement démonstratives. Il est vrai qu'on fait cesser les bruits vasculaires en exerçant avec le doigt une pression suffisante sur les vaisseaux. Mais il est difficile, sinon impossible, de comprimer les jugulaires sans comprimer en même temps les carotides qui leur sont juxtaposées, et par conséquent sans modifier à la fois le courant veineux et le courant artériel ; or, on sait avec quelle facilité les bruits vasculaires disparaissent sous l'influence des modifications les plus légères dans la circulation.

Je ne puis admettre davantage que le bruit de souffle dit à *double courant* ait deux siéges différents : les veines pour la « portion continue » ; les artères pour la « portion intermittente ou les renforcements. » A mon avis, il n'y a pas là deux bruits distincts et superposés, se passant dans des vaisseaux différents ; c'est un seul bruit, un bruit unique, se produisant dans un seul ordre de vaisseaux et présentant des renforcements en harmonie avec les saccades artérielles.

Ce que je viens de dire indique suffisamment mon opinion sur le siége des bruits vasculaires continus simples et des bruits continus avec renforcements. Pour moi, ces bruits se produisent dans les artères et s'accordent très-bien avec les conditions de la circulation artérielle. Celle-ci, en effet, est continue comme ces bruits; elle s'effectue sans interruption, mais avec des saccades plus ou moins prononcées, tantôt trop faibles pour modifier l'intensité du bruit, tantôt assez fortes pour faire varier cette intensité et se traduire par des renforcements.

Je ne prétends pas, pourtant, que les veines ne puissent être et ne soient jamais le siége de quelques bruits vasculaires. Je crois, notamment, que c'est dans cet ordre de vaisseaux que se produit cette forme de bourdonnement ou de *susurrus* musical, désigné sous le nom de *bruit de mouche*. Il se distingue essentiellement des bruits artériels en ce qu'il est très-superficiel et qu'il ne présente jamais de renforcements.

Causes et mécanisme des bruits vasculaires chloro-anémiques.

Pour bien comprendre les causes et le mécanisme des bruits vasculaires dans la chlorose, je crois utile de rappeler sommairement les expériences de Savart et de Cagniard-Latour sur les vibrations moléculaires des liquides. On verra que ces expériences peuvent donner une explication très-satisfaisante des bruits chloro-anémiques.

1° Quand on adapte à l'orifice d'écoulement d'un liquide un ajutage d'un diamètre plus grand que cet orifice, l'écoulement du liquide entre en vibration et produit un bruit. L'écoulement devient aphone si l'orifice et l'ajutage ont le même diamètre.

2° L'état moléculaire des liquides exerce une grande influence sur la production des vibrations et des bruits.

Ainsi, de l'eau contenant une certaine proportion de gaz en dissolution (air ou acide carbonique) perd la propriété de vibrer et rend un son mat.

A mesure que les gaz se dégagent, l'eau recouvre la faculté de vibrer et rend un son de plus en plus clair.

Mais les vibrations cessent si l'eau est entièrement privée de gaz, ainsi que le démontre une autre expérience (*Ex.* le tube barométrique).

3° En remplaçant l'air ou le gaz acide carbonique par du sable fin ou de petits fragments de cailloux, le liquide recouvre la faculté de vibrer, bien qu'il soit privé de gaz.

4° Les parois du tube exercent également une influence marquée sur les vibrations du liquide. Dans un tube composé moitié de verre, moitié de caoutchouc, par exemple, les vibrations d'un liquide sont en harmonie, non pas avec la longueur totale du tube, mais seulement avec la longueur du tube de verre ; en d'autres termes, le tube de caoutchouc arrête les vibrations moléculaires du liquide.

Si à ces influences diverses on ajoute l'influence bien connue de la vitesse du courant, on possède toutes les conditions physiques qui peuvent favoriser ou empêcher la production des bruits vasculaires.

Faisons maintenant l'application de ces données au sujet qui nous occupe.

Défaut de rapport entre la masse du sang et le diamètre des tubes vasculaires.

Si l'on soustrait par une ou plusieurs émissions sanguines une certaine proportion de sang, on voit apparaître des bruits de souffle vasculaires.

Ces bruits se produisent encore à la suite des hémorrhagies spontanées ou provoquées par une opération chirurgicale, par exemple.

Quand les parois vasculaires sont trop distendues, le sang ne vibre pas, comme il arrive dans la pléthore.

Il faut, pour que le sang vibre, et pour qu'un bruit vasculaire se produise, que les parois des vaisseaux ne soient pas tendues avec excès, ce qui revient à dire qu'il faut que la masse du sang soit diminuée par rapport à la capacité du système circulatoire.

Cette condition existe essentiellement dans la chlorose : — c'est une condition nécessaire.

La cessation ou la diminution des bruits vasculaires pendant les efforts et les expirations forcées, ou quand la tête est inclinée en avant, s'expliquent très-bien par la réplétion excessive des vaisseaux du cou, leur distension exagérée, et partant le défaut de vibration de la colonne sanguine.

Nature et état moléculaire du liquide.

Comme je l'ai dit plus haut en rappelant les expériences de Cagniard-Latour, la nature du liquide, son état moléculaire, ont une grande influence sur ses vibrations. Il n'est donc pas surprenant que les modifications subies par le sang dans la proportion de ses éléments et surtout de ses globules exercent une influence marquée sur les vibrations de ce liquide dans les vaisseaux. Ici, en effet, les globules jouent à peu près le rôle des gaz dans l'eau.

L'intensité et la constance des bruits de souffle vasculaires dans la chlorose sont en rapport avec l'abaissement des globules sanguins.

Le résultat de mes observations concorde à cet égard avec les expériences de MM. Andral et Gavarret, et je ne puis que souscrire aux conclusions qu'ils ont consignées dans leur *Essai d'hématologie pathologique* (p. 58 et 59).

« 1° Lorsque les globules ont assez diminué pour être au-dessous du chiffre 80, le bruit de souffle existe dans les artères d'une manière constante.

» 2° Lorsque les globules sont restés au-dessus de ce chiffre 80, le bruit de souffle peut encore se montrer; mais il n'est plus constant. On continue à l'entendre assez souvent lorsque le chiffre des globules oscille entre 80 et 100; il se rencontre encore, mais beaucoup moins souvent, à mesure que le chiffre des globules dépasse 100, et enfin on ne l'observe plus, en tant que lié à une altération du sang, lorsque le chiffre des globules s'est élevé au-dessus de sa moyenne physiologique. »

M. Bouillaud a formulé une opinion semblable, mais d'une manière un peu moins complète et moins précise : « Règle générale, dit-il, le *bruit de diable* (c'est-à-dire le plus intense des bruits) existe chez les individus dont le sang est d'une densité de moins de 6 degrés à l'aréomètre de Beaumé; et il n'existe pas, au contraire, chez les sujets dont le sang est d'une densité qui dépasse 6 degrés. »

Ainsi, une des causes les plus puissantes des bruits vasculaires chlorotiques est la diminution des globules sanguins. L'abaissement des autres éléments du sang est sans influence sur la production de ces bruits.

Dans tous les cas de chlorose observés et analysés par MM. Andral et Gavarret, la fibrine, l'albumine et les matériaux solides du sérum avaient conservé leur chiffre normal.

Influence des parois vasculaires.

C'est à tort que quelques auteurs ont attribué une grande influence aux parois vasculaires dans la production des bruits chlorotiques. Sans doute, la texture anatomique des vaisseaux peut modifier les bruits vasculaires, les augmenter ou les diminuer et même les empêcher de se produire; mais la lésion vasculaire, dans ce cas, ne saurait en être regardée comme un élément producteur essentiel; ce n'est qu'un élément accessoire, accidentel, et qui, selon nous, ne joue qu'un rôle secondaire dans le développement des bruits de souffle.

Influence de la vitesse du courant sanguin.

J'ai déjà signalé la vitesse du courant sanguin comme une cause déterminante des bruits vasculaires chloro-anémiques; mais cette cause, comme la précédente, est accessoire; c'est plutôt une cause *modificatrice* qu'une cause productrice.

Ainsi, le bruit de souffle devient plus intense ou plus faible suivant que la rapidité de la circulation augmente ou diminue.

Porté à un certain degré, le ralentissement de la circulation peut amener la cessation complète du bruit. Réciproquement, un bruit de souffle peut prendre naissance par le fait d'une suractivité du courant sanguin.

En résumé, les bruits de souffle vasculaires, dans la chlorose, reconnaissent deux causes essentielles, fondamentales : la diminution de la masse du sang, et l'abaissement des globules ; — et d'autres causes accessoires ou secondaires, telles que la vitesse du courant sanguin, et la texture des parois vasculaires.

Théories des bruits vasculaires chloro-anémiques.

Maintenant, ces conditions étant déterminées, comment expliquer le mécanisme même des bruits vasculaires chloro-anémiques?

Plusieurs théories sont ici en présence.

Laennec attribuait les bruits artériels au spasme, à la contraction des parois des artères.

Cette théorie est entièrement hypothétique, et il n'est personne, aujourd'hui, qui l'enseigne ou qui l'adopte ; je crois inutile de la discuter.

M. Bouillaud accorde une influence prédominante au frottement de la colonne sanguine contre la face interne des parois artérielles. Pour mieux rendre sa pensée il dit que, dans cette circonstance, le sang fait office d'*archet*.

Les autres causes qu'il invoque, telles que les modifications survenues dans la tension artérielle, les changements d'épaisseur des parois vasculaires, et l'état du sang, ne sont à ses yeux que des agents accessoires.

M. Beau fait intervenir aussi comme cause principale des bruits vasculaires le frottement de la colonne

sanguine contre les parois. Seulement il diffère de
M. Bouillaud par l'explication qu'il donne de ce frottement. Selon M. Beau, en effet, la chlorose est caractérisée non plus par une diminution, mais, au contraire, par une augmentation de la masse du sang ; la
proportion du sérum est considérablement accrue dans
cette maladie ; il existe alors ce qu'il nomme une *pléthore séreuse*, d'où résulte un excès de frottement de
la colonne sanguine contre la face interne des vaisseaux où le bruit se produit.

Suivant M. Monneret, « la vitesse du liquide est la
seule cause des bruits de courants, soit continus, soit
intermittents. » Cet auteur ajoute : « la flaccidité des
vaisseaux à parois élastiques est une cause qui favorise singulièrement la formation d'ondes sonores et
qui change l'intensité et le timbre des bruits qui leur
sont communiqués par le liquide. »

Aucune de ces théories ne me paraît satisfaisante
ni conforme aux données de la physique expérimentale. On sait, en effet, que lorsqu'une colonne liquide
est en circulation dans un système de tubes *toujours
pleins* (ce qui est le cas des vaisseaux sanguins dans
l'état normal), le frottement de ce liquide contre les
parois des tubes ne donne lieu à aucun bruit, quelle
que soit la vitesse du courant.

Pour nous, le frottement du liquide contre les parois
vasculaires est étranger à la production du bruit : la
colonne sanguine ne joue pas plus le rôle d'archet

dans les vaisseaux que la colonne d'air dans le larynx.

La cause des bruits vasculaires réside essentiellement dans les vibrations moléculaires du sang en
mouvement, de même que la cause des sons laryn-
giens dépend des vibrations de la colonne d'air
expulsée de la poitrine.

Les vibrations nées dans la colonne liquide se trans-
mettent aux parois vasculaires et peuvent être perçues
en appliquant la main sur le trajet des vaisseaux.

S'il en est ainsi, quelle est la cause en vertu de
laquelle la colonne sanguine entre en vibration dans
l'état chlorotique?

La détermination de cette cause est encore obscure.
On peut cependant en rechercher l'explication dans
les conditions physiques précédemment établies : à
savoir, en premier lieu, la diminution de la masse du
liquide par rapport à la capacité des tubes vasculaires ;
en second lieu, l'abaissement des globules et partant
la fluidité plus grande du sang ; en troisième lieu,
mais d'une manière accessoire, la vitesse du courant
sanguin.

La diminution de la masse du sang est, comme je
l'ai dit plus haut, la condition essentielle de la production des vibrations moléculaires du liquide. Elle permet l'intermittence du courant et, par suite, les bruits
qui en résultent.

L'intermittence du courant, les vibrations moléculaires et les bruits ne peuvent se produire quand la

masse du sang est augmentée par rapport à la capacité des vaisseaux ou quand elle les remplit exactement, comme on l'observe dans la pléthore sanguine et dans l'état normal. La théorie de M. Beau est donc en contradiction formelle avec les enseignements et les données de la physique.

A côté de cette condition fondamentale se place l'abaissement des globules, qui ne produit pas, mais qui favorise singulièrement les vibrations moléculaires de la colonne sanguine, de même que l'air, en certaine proportion, donne à l'eau la faculté de vibrer, comme l'ont établi les expériences déjà citées de Cagniard-Latour.

La théorie que je viens d'exposer explique non-seulement la production des bruits vasculaires dans la chlorose, mais elle rend encore bien compte de toutes les modifications qu'ils peuvent subir.

Ainsi, on comprend qu'au fur et à mesure que la quantité des globules s'abaisse, les autres conditions physiques restant les mêmes, le bruit vasculaire augmente d'intensité et finisse par prendre le caractère musical. On sait, d'ailleurs, que les bruits musicaux sont l'expression la plus avancée de la chlorose et qu'ils ne se produisent qu'alors que les globules sont considérablement abaissés.

Accidents hémorrhagiques.

Les hémorrhagies qu'on observe dans la chlorose se lient, soit directement soit indirectement, à l'appauvrissement de l'élément globulaire du sang. Ce n'est pas à dire que les hémorrhagies spontanées soient beaucoup plus fréquentes chez les chlorotiques que chez les autres sujets; mais il est certain qu'elles sont plus opiniâtres et qu'elles ont moins de tendance à s'arrêter d'elles-mêmes. Qui ne sait toutes les difficultés qu'on éprouve, par exemple, à réprimer le sang qui s'écoule d'une petite plaie ou d'une piqûre de sangsue chez les individus affectés de chlorose, et notamment chez les jeunes filles et chez les enfants. De là, l'impérieuse nécessité d'écarter soigneusement des chlorotiques toute cause d'hémorrhagie, et d'employer promptement les hémostatiques les plus actifs et les plus sûrs dans les cas de déperdition sanguine.

Je ne m'arrêterai pas sur les troubles respiratoires que j'ai caractérisés plus haut en présentant le tableau général des symptômes de la chlorose. J'ajouterai seulement que l'essoufflement, la dyspnée, la toux, ne se rattachent, dans la chlorose simple, à aucune lésion de l'appareil broncho-pulmonaire et ne se révèlent par aucun signe stéthoscopique. Ces troubles sont sous la dépendance directe de la diminution des globules sanguins. En raison de cet abaissement des globules, il se fait, à chaque mouvement d'inspiration, une consommation insuffisante d'oxygène ; d'où le besoin instinctif de respirer plus souvent, afin de renouveler plus fréquemment le contact de l'air avec le sang. Les troubles respiratoires peuvent être rendus plus intenses par la perturbation des fonctions du système nerveux.

Dyspepsie chlorotique.

Je n'insisterai pas non plus sur la plupart des troubles digestifs symptomatiques de la chlorose, tels que les caprices de l'appétit, les dépravations du goût, les alternatives de constipation et de diarrhée, dont je m'occuperai à l'occasion des complications. Mais je crois utile de dire, dès maintenant, quelques mots de l'état dyspeptique.

Il n'est pas douteux que toutes les formes de dyspepsie décrites par les auteurs ne puissent se montrer chez les chlorotiques ; les dyspepsies gastralgique et flatulente sont notamment assez communes dans l'aglobulie. Mais il est une autre variété tout aussi fréquente chez les sujets dont le sang est appauvri, une variété peu connue, peu étudiée, non signalée dans les livres classiques, et que j'ai décrite soigneusement dans mon Traité des dyspepsies : je veux parler de celle à laquelle j'ai donné le nom de *dyspepsie par irritation*.

Je crois devoir répéter ici sommairement ce que j'ai dit sur ce sujet.

Dans la chlorose les forces organiques sont très-sensiblement abaissées, et la force digestive participe à cette dépression générale.

Chez les chlorotiques qui mangent peu, qui mangent d'une manière insuffisante, il se produit dans la muqueuse gastro-intestinale un phénomène analogue à celui que Chossat, dans ses belles expériences sur la mort par inanition, a noté chez les animaux soumis à une longue abstinence. Il se fait une congestion plus ou moins intense dans la muqueuse du canal digestif, et particulièrement dans la tunique interne de l'estomac.

Chez les chlorotiques qui se nourrissent copieusement, qui font usage de mets excitants, d'aliments substantiels, de vins généreux, de médicaments toniques ou stimulants, l'estomac est, pour ainsi dire, surmené ; on lui impose une tâche au-dessus de ses forces ; les aliments, les boissons, les remèdes sont difficilement digérés, le sont incomplétement, ou ne le sont pas du tout. Il en résulte qu'ils agissent à la manière de corps étrangers, et qu'ils aboutissent, par une série d'indigestions répétées, à provoquer un état hypérémique de la muqueuse de l'estomac.

Telles sont les deux explications possibles du mécanisme et du mode de développement de la dyspepsie par irritation chez les chlorotiques.

C'est à l'existence de cette forme de dyspepsie, généralement méconnue, que doit être attribuée le plus souvent l'intolérance des préparations ferrugineuses par certains chlorotiques ; c'est à elle encore que sont dus les insuccès trop fréquents de la médication martiale.

L'expérience m'a démontré et m'apprend tous les jours que les chlorotiques qui ne peuvent tolérer le fer, sous quelque forme qu'on l'administre, sont atteints généralement de dyspepsie hypérémique. Je combats cet état congestif par l'application de révulsifs cutanés sur la région épigastrique, notamment par des ventouses sèches ou par des onctions d'huile de croton tiglium, et les phénomènes dyspeptiques se dissipent, et le fer, mieux toléré d'abord, finit à la longue par être supporté, sans incommodité, aux doses ordinaires. Cet exposé des troubles digestifs dans la chlorose trouvera son complément à l'occasion des phénomènes nerveux consécutifs à ce genre de maladie.

Beaucoup d'autres troubles qu'on observe dans les fonctions digestives chez les chlorotiques se rattachent à des lésions de sécrétion des différents fluides qui concourent à l'élaboration des aliments. On comprend aisément qu'un sang appauvri ne fournisse que des éléments incomplets et insuffisants à la confection de la salive, du suc gastrique, du fluide pancréatique, de la bile et du suc intestinal.

Mais ce trouble des fonctions sécrétoires ne tient

pas uniquement à l'influence directe du sang appauvri sur les appareils glandulaires du tube digestif; il résulte aussi des perturbations subies par le système nerveux.

En effet, l'état chlorotique amène les désordres les plus profonds et les plus variés dans l'innervation.

Troubles nerveux.

Le sang exerce une action manifeste et puissante sur le jeu régulier de tous les organes et notamment sur les centres nerveux. Cette action du sang a été formulée d'une manière nette et précise dans ce vieil aphorisme : *Sanguis moderator nervorum*. Mais, pour remplir le rôle de modérateur, il faut que le sang soit tout à fait normal dans sa constitution. L'équilibre est rompu lorsque le sang est diminué dans sa quantité ou altéré dans sa composition. De là toutes les perturbations nerveuses qui suivent les grandes déperditions sanguines soit chez l'homme, soit chez les animaux; de là aussi la fréquence des troubles nerveux qu'on observe chez les chlorotiques, et qui ont été énumérés plus haut.

Ces phénomènes morbides sont très-variables dans leurs formes et dans leur mode de manifestation. Chez les uns, ils se traduisent par une exagération de l'influx nerveux, portant soit sur la sensibilité (hyperesthésies générales ou partielles), soit sur la motilité (spasmes musculaires, convulsions, attaques d'hystérie, crises cataleptiques, etc.). Chez d'autres, au contraire, ils se caractérisent par une diminution de l'action nerveuse, portant également soit sur la sensibilité (anesthésie, analgésie), soit sur la motilité (affaiblissement musculaire, paralysies partielles ou générales).

Dans d'autres cas, les troubles nerveux consistent dans des perversions des actes sensitifs ou locomoteurs, perversions tellement variées, tellement bizarres, qu'elles échappent à toute détermination précise et que je ne puis les signaler ici que d'une manière vague et générale.

Enfin, il n'est pas très-rare d'observer chez les chlorotiques des troubles intellectuels et moraux, des aberrations des sens, se traduisant par des illusions, des hallucinations, des perversions instinctives, des impulsions irrésistibles, et par les mille désordres caractéristiques de l'exaltation maniaque ou de la dépression mélancolique. Hâtons-nous d'ajouter, toutefois, que ces perturbations de l'entendement sont habituellement légères et de courte durée chez les chlorotiques, et qu'on ne les rencontre guère que dans les cas où la chlorose s'accompagne et se complique d'hystérie.

Il est plus ordinaire de trouver chez les chlorotiques des phénomènes qui trahissent un état d'anémie et un défaut d'excitation du centre cérébral. Dans ce cas, les individus atteints de chlorose sont mous, irrésolus, nonchalants, insoucieux ; ils ont, en général, le caractère apathique, l'intelligence peu vive, la mémoire paresseuse, les conceptions lentes, l'imagination presque nulle. Chez quelques-uns cet affaiblissement mental peut aller jusqu'à un état voisin de la démence.

Troubles des fonctions sexuelles.

Les troubles des fonctions génitales, et notamment la spermatorrhée, ne sont point rares chez les hommes dont le sang est appauvri.

Mais alors la chlorose est-elle primitive ou est-elle consécutive, pour parler le langage des auteurs?

On a jugé diversement cette question et l'on y a répondu généralement d'une manière trop absolue.

Souvent la spermatorrhée semble être primitive, c'est incontestable. Un individu robuste, bien constitué, se livre à des excès vénériens ou aux abus de l'onanisme ; un autre contracte une blennorrhée, une orchite ou une maladie de la prostate, qui portent une atteinte profonde aux organes génitaux et à leur sécrétion ; surviennent des pollutions qui altèrent la santé, qui nuisent à la constitution, qui jettent le trouble dans les fonctions de nutrition ; le sang s'appauvrit ; les symptômes de la chlorose deviennent plus évidents : la spermatorrhée paraît avoir précédé la chlorose, tandis qu'elle a fait éclater seulement cette maladie chez un individu qui avait déjà le germe de la chlorose, selon les opinions que j'ai développées touchant la nature de cette affection.

Dans d'autres cas, le développement de la chlorose précède d'une manière très-nette l'apparition de la spermatorrhée. Chez la plupart des sujets chastes, continents ou très-réservés, par exemple, il serait difficile d'assigner aux pollutions une autre cause qu'un extrême appauvrissement du sang.

Seulement, quelle que soit l'affection dont les symptômes apparaissent les premiers, elle ne tarde pas à aggraver l'autre maladie. Ainsi, les sujets primitivement chlorotiques le deviennent à un plus haut degré sous l'influence de la spermatorrhée; et, réciproquement, les sujets atteints de spermatorrhée voient leurs pollutions devenir plus fréquentes après la manifestation des phénomènes chlorotiques. En d'autres termes, ces deux maladies jouent, l'une par rapport à l'autre, le rôle de cause aggravante.

Ce serait ici le lieu d'examiner l'influence de la chlorose sur les fonctions génitales chez la femme. Mais cette question sera étudiée plus loin au sujet des complications et de l'action de l'appauvrissement du sang sur le développement et la marche des affections utérines et péri-utérines.

CHAPITRE VI

La chlorose étant, comme j'ai cherché à l'établir, une maladie congénitale et en quelque sorte constitutionnelle, est par cela même essentiellement chronique. Elle n'a de limites que celles de la vie; elle commence et elle peut ne finir qu'avec elle.

Seulement elle affecte, suivant les individus et suivant diverses circonstances, chez le même individu, des degrés très-variés.

Chez les uns, elle se montre dans toute son intensité, avec le cortége complet de tous ses symptômes.

Chez d'autres, elle est légère et comme amoindrie dans son expression symptomatologique.

Quelques-uns de ses symptômes, en effet, peuvent manquer: soit la pâleur des téguments, soit les bruits de souffle cardiaques ou vasculaires, soit les phénomènes nerveux, les troubles digestifs, etc.

La pâleur des téguments fait défaut dans la chlorose rouge.

Les bruits de souffle cardiaques manquent plus souvent que les bruits vasculaires.

Les bruits vasculaires font rarèment, très-rarement défaut d'une manière complète et absolue, chez les chlorotiques. Leur absence, ainsi que je l'ai déjà dit, est temporaire, momentanée, accidentelle. Ils disparaissent un instant, un jour; mais ils reparaissent bientôt après ou le jour suivant.

Les accidents nerveux, les névralgies surtout, sont remarquables chez les chlorotiques par leurs irrégularités.

La chlorose, comme toutes les maladies chroniques, est donc sujette par elle-même et abstraction faite de toute influence étrangère, à de véritables recrudescences ou exacerbations. Ainsi, il n'est pas rare de voir certains symptômes s'exagérer, devenir plus intenses, ou encore de nouveaux phénomènes morbides s'ajouter aux phénomènes déjà existants.

Cependant les variations en quelque sorte spontanées de la chlorose sont plus rares que celles que déterminent les conditions dans lesquelles vit le malade.

Ainsi l'âge, le sexe, les saisons, les climats, les lieux, le régime, l'hygiène, la manière de vivre, la thérapeutique surtout, exercent une influence très-évidente sur les manifestations de la chlorose.

La chlorose ne se montre pas chez les enfants avec une grande intensité. Aussi a-t-elle longtemps passé inaperçue dans l'enfance. Dans les premières années de la vie, les fonctions de relation sont languissantes, l'activité musculaire est à peine développée, et les phénomènes d'hématose sont en rapport avec ces conditions organiques générales. Mais, plus tard, à mesure que l'organisme se développe, le sang n'est pas seulement un aliment pour les tissus, il devient de plus en plus un excitant pour les organes. Il ne suffit pas alors qu'il soit riche en principes plastiques, en albumine et en fibrine, il faut aussi qu'il soit riche en globules. L'élément globulaire est d'autant plus nécessaire que la vie va devenir plus active et que toutes les fonctions vont acquérir plus d'énergie. Aussi est-ce vers le commencement de l'âge pubère que la chlorose, c'est-à-dire l'insuffisance des globules sanguins, se révèle par les signes les moins équivoques et qu'elle se montre avec le plus d'intensité. Alors beaucoup de chloroses, passées inaperçues jusqu'à cette époque, se manifestent d'une manière indubitable.

La puberté est donc l'âge où la chlorose acquiert son maximum d'intensité; c'est alors que les chloroses de l'enfance, demeurées latentes, éclatent dans tout leur jour.

J'insiste là-dessus, car ce fait a donné lieu à une erreur encore généralement reçue de nos jours, à savoir, que la chlorose apparaît au moment de la puberté et que c'est une maladie à peu près exclusive à cet âge. Je le répète encore une fois, la chlorose préexiste à la puberté; elle existe chez l'enfant; seulement elle est peu intense chez lui, elle y est comme à l'état latent. Mais elle éclate dans toute sa force à l'âge de la puberté, c'est-à-dire alors que la fonction de l'hématose contraste par sa faiblesse, par son impuissance, avec le dévelop-

pement et l'énergie des autres fonctions, alors encore
que l'élément globulaire du sang n'est plus en proportion avec la force et la rapidité d'expansion organique propre à cet âge.

C'est surtout chez la jeune fille que les phénomènes
chlorotiques apparaissent avec le plus d'intensité. Cela
se comprend : une fonction nouvelle, la menstruation,
va s'accomplir chez elle; il faut donc que le sang soit
riche en globules, non-seulement pour suffire aux exi-
gences du développement organique et de toutes les
excitations fonctionnelles, mais encore pour fournir
un aliment à la congestion ovarique et au flux mensuel
qui en est le résultat.

Si le sang est pauvre, si l'élément globulaire est insuffisant, il en résulte non-seulement un trouble dans
la plupart des fonctions comme chez l'homme, mais
surtout une perturbation pour la fonction cataméniale,
qui est, on peut le dire, pour la femme pubère, la
fonction par excellence.

Voilà pourquoi j'ai signalé plus haut le sexe féminin
comme une cause aggravante pour la chlorose.

La chlorose, en effet, se montre avec tant d'intensité chez les jeunes filles, à l'âge de la puberté, que
la majorité des médecins autrefois, et quelques-uns
encore aujourd'hui, considèrent cette maladie comme
un état pathologique propre et même exclusif à la
femme.

Je ne reviendrai pas sur cette question; je me

suis appliqué à la réfuter dans un autre chapitre.

Au delà de l'âge de la puberté, après l'entière évolution du développement organique, la chlorose demeure stationnaire, et même tend le plus souvent à diminuer.

Cette diminution des symptômes est de plus en plus marquée à mesure que le chlorotique avance dans la vie. Les organes ont cessé de s'accroître et de se développer ; les fonctions s'accomplissent avec moins d'énergie ; alors l'équilibre a de la tendance à se rétablir entre la force de l'hématose et les autres puissances fonctionnelles ; le sang abandonne un peu moins de ses éléments aux tissus qu'il ne doit plus que nourrir ; il y a donc pour lui tout ensemble moins de chances de s'appauvrir et plus de conditions pour s'enrichir dans chacun de ses principes constitutifs.

De là un amendement notable amené par les progrès de l'âge à la marche de la chlorose ; de là la rareté plus apparente que réelle de cette affection chez l'adulte et surtout chez le vieillard.

Chez ce dernier, particulièrement, la chlorose laisse si peu de traces, elle est si peu apparente, qu'elle échappe en général à l'observation et qu'elle est regardée comme exceptionnelle, sinon même complétement révoquée en doute dans la vieillesse.

Encore une erreur. Tout ce qu'on peut dire, tout ce qu'on peut affirmer, c'est que ses manifestations sont à peu près nulles chez les vieillards, et qu'elle est chez eux tellement amoindrie qu'elle ne peut plus exercer d'influence fâcheuse sur la santé.

Les conditions hygiéniques dans lesquelles vivent les chlorotiques exercent une action puissante sur la marche de la maladie et sur l'intensité de ses manifestations. Sous ce rapport, on peut dire que la chlorose subit, de la même manière et au même degré, l'influence des modificateurs, *circumfusa, ingesta, percepta,* qui agissent sur l'hématose. Ainsi les circonstances de saison, de climat, de lieux, de profession et de régime, qui sont de nature à augmenter l'énergie de l'hématose, la puissance de sanguification, la richesse globulaire du sang, ces mêmes circonstances agissent favorablement sur les chlorotiques et tendent à amoindrir chez eux les manifestations de l'état morbide.

La chaleur excessive et le froid rigoureux des climats ou des saisons extrêmes sont également funestes aux chlorotiques.

Les grandes chaleurs exercent une action dépressive, débilitante, sur toute l'économie, sur l'ensemble des fonctions; elles provoquent, en outre, des transpirations incessantes et plus ou moins copieuses qui contribuent encore pour une large part à la diminution des forces. D'où, pour le sang, une double cause d'appauvrissement : d'une part, l'abaissement de la force de l'hématose; d'autre part, la déperdition directe résultant de sueurs abondantes.

Le froid rigoureux, comme on sait, est nuisible à l'hématose ; mais il est surtout un obstacle direct à un acte fort important de l'organisme, à la calorification, ou production de chaleur animale. La calorification, déjà si abaissée chez les chlorotiques par le fait même de la maladie ou de leurs dispositions organiques, diminue davantage chez eux sous l'influence du froid.

Le froid rigoureux est donc aussi une circonstance aggravante pour la chlorose.

Les saisons et les climats tempérés, au contraire, sont bons aux chlorotiques et tendent à diminuer en eux l'intensité des symptômes morbides. Sous l'influence des températures moyennes et modérées, les fonctions s'accomplissent avec plus de régularité, et l'équilibre se maintient plus aisément entre les divers actes physiologiques. Tous les phénomènes qui concourent à la sanguification subissent cette heureuse influence, qui se fait sentir aussi dans les manifestations chloro-anémiques.

Les habitations et les lieux ont également une haute importance au point de vue de la marche de la chlorose et de l'intensité de ses phénomènes. Toutes choses égales, les habitations insalubres, les lieux bas et humides, le séjour des grands centres de population, les quartiers populeux, agglomérés, les rues étroites où le soleil pénètre difficilement, les maisons mal aérées, mal insolées, mal tenues, l'encombrement, l'air confiné, sont autant de causes de malaise et d'affaiblissement pour l'économie. A combien plus forte raison ces mauvaises conditions hygiéniques exercent-elles une influence fâcheuse sur les chlorotiques, que l'état de leur constitution rend plus sensibles à l'action des agents débilitants. Il est inutile d'insister sur ce point; tout le monde connaît cette sorte d'état cachectique dans lequel tombent beaucoup d'individus exposés aux diverses causes de débilitation mentionnées plus haut.

Certains pays, certaines contrées justement réputées insalubres, sont également funestes aux chlorotiques et contribuent puissamment à aggraver chez eux les manifestations pathologiques. Telles sont surtout les contrées marécageuses ou celles encore dans lesquelles règnent endémiquement le goître ou la scrofule. Il y a dans les conditions hygiéniques de ces localités, dans le sol, dans les eaux ou dans l'atmosphère, des causes d'affaiblissement et de dégradation pour l'organisme qui ne peuvent aussi que concourir au développement et à l'aggravation de la chlorose.

Certaines professions, celles de mineurs, de vidangeurs, d'égoutiers; certaines industries, notamment les industries métallurgiques, favorisent aussi l'explosion et le développement des symptômes chlorotiques, en accélèrent la marche et en rendent la guérison plus difficile. Les ouvriers et les artisans qui travaillent dans les forges, ceux qui manient les composés de plomb, de mercure, de phosphore, sont sujets à contracter des cachexies qui ne sont point la chlorose, et qu'il ne faut point confondre avec elle, mais qui compliquent et aggravent cette maladie quand elle existe.

La chlorose augmente ou diminue d'intensité, suivant les habitudes, la manière de vivre et le régime alimentaire des individus qui en sont atteints.

Une vie laborieuse, des fatigues excessives, des veilles fréquentes, des travaux intellectuels poussés à l'excès, une existence sédentaire, les soucis, les passions tristes, les chagrins prolongés, les abus vénériens, une nourriture insuffisante ou une alimentation mal ordonnée, etc., agissent sur la chlorose à la manière des conditions d'affaiblissement dont je viens de signaler la fâcheuse influence.

Les circonstances opposées, une vie calme, une existence paisible et réglée, à l'abri des inquiétudes et des fatigues, l'exercice, les promenades en plein air, l'usage de la gymnastique, un bon régime, une nourriture saine, variée, suffisante, exercent habituellement une action bienfaisante sur la chlorose, en amendent les symptômes et en arrêtent le développement, sans toutefois être assez puissantes pour la guérir.

Enfin la marche de la chlorose et son intensité varient suivant qu'on abandonne la maladie à elle-même ou qu'on lui oppose un traitement approprié.

La chlorose peut guérir spontanément, par suite des changements que les progrès de l'âge apportent dans la constitution. Cependant, abandonnée à elle-

même dans les premiers temps de la vie, elle tend à
s'aggraver et à acquérir son plus haut degré de développement. Au contraire, sous l'influence d'une thérapeutique rationnelle et appliquée avec persévérance,
ses symptômes s'amendent et perdent de leur intensité
primitive ; le sang devient plus riche en globules, sans
toutefois atteindre toujours d'une manière absolue le
chiffre normal ; mais il s'en rapproche assez pour produire dans l'ensemble des fonctions un état voisin de
l'équilibre physiologique.

La chlorose simple se termine rarement par la mort.
Cependant lorsque l'appauvrissement du sang est extrême, tout traitement devient impuissant, les forces
s'épuisent, les signes de la cachexie se manifestent, et
le malade finit par succomber.

Cette terminaison fatale n'arrive, généralement,
que chez les chlorotiques dont la maladie a été méconnue ou traitée d'une manière tardive ou insuffisante.

La mort est assez souvent la conséquence des complications graves qui peuvent survenir dans le cours
de la chlorose, telles surtout que les hémorrhagies et
les tubercules pulmonaires.

CHAPITRE VII

Je vais passer en revue les états morbides divers qui peuvent être confondus avec la chlorose, et indiquer les caractères à l'aide desquels on peut distinguer cette affection dans les cas douteux.

La chlorose et l'anémie se touchent par tant de côtés et présentent entre elles des symptômes tellement analogues sur certains points, que beaucoup d'auteurs, ainsi que je l'ai dit plus haut, n'en font qu'un seul et même état pathologique.

J'ai consacré un chapitre spécial à cette importante question ; et là j'ai indiqué les raisons qui doivent faire regarder la chlorose et l'anémie comme deux maladies différentes et distinctes. Après avoir ainsi cherché à établir la ligne de démarcation qui sépare nosologiquement l'anémie et la chlorose, il me reste à les différencier cliniquement, c'est-à-dire à indiquer à quels signes on peut reconnaître si un malade est chlorotique ou anémique.

Le problème n'offrirait point de difficultés sérieuses s'il était toujours possible de soumettre le sang à l'analyse. La chlorose se reconnaîtrait alors très-promptement à la diminution relative des globules, les au-

tres éléments du sang restant sensiblement les mêmes
que dans l'état normal; tandis que dans l'anémie,
comme je l'ai déjà dit, la diminution est générale et
porte d'une manière égale sur tous les éléments du
liquide sanguin.

Ainsi, point d'embarras; rien de plus simple et de
plus facile que le diagnostic de la chlorose d'avec
l'anémie, dans les cas où il est possible de pratiquer
l'analyse du sang.

Mais, le plus souvent, cette analyse n'est pas réali-
sable; et, d'ailleurs, c'est un moyen de diagnostic qui
réclame du temps et des connaissances spéciales que
tous les médecins ne possèdent point.

Il faut donc recourir à d'autres signes, à des caractères plus faciles à saisir.

La pâleur des téguments, la décoloration des traits,
est commune à la chlorose et à l'anémie ; seulement
elle est constante et générale dans l'anémie ; tandis
qu'elle est souvent partielle ou même qu'elle fait quelquefois défaut dans la chlorose.

J'ai dit, en effet, et c'est ici le lieu de rappeler qu'un
certain nombre de chlorotiques se font remarquer par
l'animation du teint et la coloration vermeille des joues
et de la plus grande partie de la peau. Quelques régions
seules de la face tranchent alors le plus ordinairement
avec cet excès de vascularisation par leur pâleur ou
leur teinte jaunâtre ; c'est le voisinage des ailes du nez,
le pourtour de la bouche et parfois aussi le pourtour

des orbites. Dans la chlorose sans pâles couleurs, ou, comme je l'ai désignée plus haut, dans la chlorose rouge, il est rare qu'on n'observe point la particularité que je signale ici.

La chlorose, ainsi que je l'ai établi, étant une maladie constitutionnelle et congénitale, l'anémie au contraire étant une affection acquise et accidentelle, on s'aidera puissamment des commémoratifs pour poser le diagnostic. Ainsi, si les phénomènes morbides datent de loin, si le malade ne peut leur assigner aucune cause précise, on a très-vraisemblablement affaire à la chlorose. Mais si les symptômes sont assez récents, s'ils sont survenus à la suite d'une déperdition sanguine plus ou moins abondante, on doit de préférence diagnostiquer l'anémie. En d'autres termes, la chlorose et l'anémie se distinguent essentiellement par leur étiologie, par leur marche et par leur durée.

L'anémie est le résultat de pertes sanguines; elle survient rapidement à la suite d'une hémorrhagie; elle a de la tendance à guérir aussi promptement.

La chlorose tient à une disposition particulière de l'économie que le malade apporte en naissant; elle n'est point consécutive à une hémorrhagie; elle se développe dès les premiers temps de la vie, et sa durée est indéfinie.

Les renseignements relatifs à la thérapeutique sont encore de précieux éléments de diagnostic.

Si la maladie s'est sensiblement améliorée, si les

symptômes se sont assez rapidement amendés sous l'influence d'un bon régime et d'une hygiène convenable, c'est de l'anémie.

Si, au contraire, la maladie résiste à l'institution d'un bon régime, si les symptômes sont simplement atténués par une excellente hygiène, il faut songer à la chlorose. On reconnaît plus sûrement encore la chlorose si la maladie, après être demeurée réfractaire aux moyens hygiéniques les plus variés, s'améliore sous l'influence de la médication martiale. Nous verrons plus tard que le fer ne guérit pas radicalement l'état chlorotique, mais il l'amende très-sensiblement ; et s'il n'en détruit pas le germe, il en modifie les symptômes, il en fait même disparaître quelques-uns, sinon d'une manière définitive, du moins pour un temps plus ou moins long.

J'ai dit que la chlorose et l'anémie peuvent se trouver réunies et constituer chez le même sujet cet état mixte désigné sous le nom de *chloro-anémie.*

Dans cette circonstance, il faut s'attacher surtout à constater l'élément primordial et essentiel de la maladie, la chlorose. Il est évident que si ce côté de l'affection, qui est le plus sérieux et le plus important, est nettement reconnu, il sera superflu de se préoccuper de l'anémie ; car les moyens thérapeutiques dirigés contre la chlorose conviennent très-bien à l'anémie et sont propres à triompher rapidement de cet état, qui, dans ce cas, n'est à vrai dire qu'une complication.

En d'autres termes, si le problème est obscur, si les renseignements, si les antécédents étiologiques et les signes actuels réunis ne suffisent pas pour fixer le diagnostic, le traitement est un moyen de contrôle et une sorte de *criterium* qu'il ne faut jamais négliger.

Alors on soumet le malade à une thérapeutique appropriée, et l'on observe attentivement la marche de la maladie et les effets de la médication.

Si la guérison s'opère rapidement et sans rechute, d'une manière complète, le malade était anémique.

Si le traitement bien dirigé et bien suivi n'amène qu'une amélioration, qu'un amendement des symptômes, ou encore une sorte de guérison apparente, suivie d'une rechute dans un temps plus ou moins long, le malade pouvait bien être anémique, mais il était aussi et surtout chlorotique.

La leucémie ou leucocythémie se rapproche de la chlorose par plus d'un symptôme, tels que la pâleur des téguments, les palpitations, les accidents nerveux, etc. Mais elle s'en distingue essentiellement par la nature de l'altération du sang et par certaines lésions de la rate, du foie et des ganglions mésentériques.

Le sang, dans la leucémie, présente une proportion énorme et pour ainsi dire prédominante des globules blancs. Il suffit donc, pour éclairer le diagnostic, de soumettre à l'examen microscopique une ou deux gouttes de sang obtenues à l'aide d'une simple piqûre.

La rate et le foie, chez les chlorotiques, n'ont rien d'anormal, à moins de complication.

Chez les leucémiques, au contraire, l'un ou l'autre de ces organes, quelquefois les deux simultanément, sont le siége d'altérations pathologiques appréciables pendant la vie. Le plus souvent, en effet, on trouve la rate congestionnée, hypertrophiée d'une manière chronique; et cette augmentation de volume qui peut acquérir des dimensions monstrueuses, puisqu'on a vu des rates occuper presque toute la cavité abdominale, ne s'accompagne point d'accès de fièvre intermittente et se montre réfractaire au sulfate de quinine.

Le foie est souvent congestionné au début de la maladie ; puis il subit une sorte d'atrophie, de ratatinement analogue à ce qu'on observe dans la cirrhose.

Enfin les ganglions mésentériques hypertrophiés et indurés chez quelques leucocythémiques peuvent, chez les sujets très-amaigris, se sentir à travers la paroi abdominale déprimée. Mais les éléments les plus importants de diagnostic, sont la prédominance des globules blancs dans le sang et l'engorgement chronique de la rate, coïncidant avec l'absence de tout phénomène d'infection palustre.

Les auteurs anciens ont confondu à tort la chlorose avec les cachexies. Maintenant que l'analyse du sang est venue dévoiler la nature de l'état chlorotique, et ce qu'on pourrait appeler sa lésion constitutive, une pareille confusion n'est plus permise.

La chlorose doit être distinguée soigneusement des cachexies, non-seulement sous le rapport nosologique, mais encore au point de vue clinique.

Sans doute, on trouve dans la plupart des cachexies presque tous les symptômes de la chlorose : décoloration des téguments, faiblesse musculaire, troubles digestifs, troubles respiratoires, palpitations, bruits de souffle cardiaques et vasculaires.

Seulement il existe dans les cachexies quelque chose, un élément étiologique ou anatomique, qui n'existe pas dans la chlorose.

Ainsi, dans la cachexie cancéreuse, c'est le cancer; dans la cachexie tuberculeuse, c'est le tubercule ; dans la cachexie purulente, c'est un abcès, un foyer de pus.

Pour certaines cachexies, le diagnostic est à la fois éclairé par les lésions, les symptômes et les causes : telles sont les cachexies saturnine, miasmatique, paludéenne, syphilitique, etc.

En l'absence de lésions évidentes, le diagnostic peut toujours être éclairé par la thérapeutique : dans les cas douteux, l'emploi des martiaux permet de juger la question.

Les bruits de souffle cardiaques et vasculaires de la chlorose doivent être distingués avec soin des bruits symptomatiques d'une lésion des orifices ou des valvules du cœur, afin d'éviter des erreurs qui peuvent avoir pour les malades des suites fâcheuses.

Ce qui caractérise essentiellement le bruit de souffle cardiaque de la chlorose, c'est qu'il a toujours lieu au premier temps; il est toujours systolique; jamais il ne trouble le second bruit; il est doux et moelleux ; il n'est pas constant; il paraît et disparaît suivant certaines circonstances que j'ai signalées plus haut.

Les souffles d'origine organique sont constants comme la lésion qui les produit; ils sont habituellement rudes et s'accompagnent fréquemment d'autres bruits, tels que frémissement cataire, bruit de scie, bruit de râpe, de piaulement, etc. Enfin, ces bruits s'observent tantôt au premier, tantôt au second temps.

Un bruit de souffle au second temps ne saurait être un bruit chloro-anémique; c'est nécessairement un bruit organique.

Quant au bruit de souffle aortique d'origine organique, on le distingue du bruit de souffle chlorotique, non-seulement aux caractères mentionnés plus haut, mais encore et surtout en ce que le second temps lui-même est également altéré, couvert, masqué, parfois même entièrement remplacé par un bruit anormal.

Ainsi, bruit de souffle au second temps, et seulement au second temps : lésion organique du cœur.

Bruit de souffle aortique, avec un bruit normal au

second temps, bien et nettement frappé : chlorose ou anémie.

Bruit de souffle aortique avec altération du second bruit : lésion organique du cœur.

Quant aux bruits de souffle vasculaires, ils existent constamment dans la chlorose; tandis qu'ils manquent assez souvent dans les maladies organiques du cœur.

D'ailleurs les bruits vasculaires qui accompagnent les lésions cardiaques sont des bruits transmis, communiqués ; ils ont les mêmes caractères que ceux du cœur et coïncident avec eux ; tandis que les bruits vasculaires chlorotiques sont autochtones, ils se passent dans le vaisseau même ; ils y naissent et ils y meurent avec des caractères propres que nous avons indiqués plus haut.

Indépendamment des signes différentiels que je viens de mentionner entre la chlorose et les lésions organiques du cœur, il en est d'autres qui appartiennent à ces dernières maladies et qu'on ne rencontre qu'accidentellement chez les chlorotiques, tels sont les irrégularités du pouls, l'atrophie ou l'hypertrophie du cœur décelés par la percussion, la teinte cyanosée du visage, l'infiltration œdémateuse des extrémités, l'anasarque, l'œdème ou la congestion du poumon, la dyspnée fréquente ou même continuelle, l'engorgement du foie, etc.

CHAPITRE VIII

Le pronostic varie suivant le degré de la maladie, et suivant son état de simplicité ou de complication. Il varie encore suivant l'âge et le sexe des sujets, leur constitution, leur état de santé et les conditions hygiéniques dans lesquelles ils vivent.

La chlorose, quand elle est simple et peu prononcée, est compatible avec l'exercice régulier des fonctions physiologiques. Elle n'occasionne aucun trouble dans la santé et passe le plus souvent inaperçue : elle est alors sans gravité.

A un degré plus élevé, elle se manifeste par des phénomènes variables, intéressant souvent, comme on l'a vu précédemment, les fonctions les plus importantes de l'organisme ; déjà la chlorose réunit alors tous les caractères d'une maladie, exige un traitement particulier et ne se présente plus avec les apparences de bénignité du premier degré.

Si la chlorose est encore plus intense, si elle acquiert son *maximum* d'intensité, elle produit dans tout l'organisme une perturbation profonde ; elle détruit l'équilibre fonctionnel ; elle porte de sérieuses atteintes aux actes les plus importants de la vie organique, à la

digestion, à la circulation, à la respiration, à la nutrition ; elle jette même, comme nous l'avons vu, le
désordre dans l'innervation et devient la source des
accidents nerveux les plus graves.

Dès lors, on comprend tout ce que le pronostic offre
de sérieux, tant par l'importance et la multiplicité
des symptômes que par l'opiniâtreté de la maladie et
les aptitudes morbides qu'elle engendre ou qu'elle
développe.

Les chlorotiques, en effet, sont, comme je l'ai dit
ailleurs, bien plus accessibles que les autres sujets à
la plupart des agents morbifiques ; ils subissent plus
promptement et plus facilement l'influence des différentes causes de maladie. C'est donc là pour la
chlorose encore un élément de pronostic peu favorable.

Une autre particularité contribue à aggraver le
pronostic de la chlorose, c'est sa complication avec
une autre maladie. En effet, la chlorose et la maladie
intercurrente exercent l'une sur l'autre une influence
réciproque toujours ou presque toujours fâcheuse,
comme on le verra au chapitre des complications. La
chlorose est un obstacle à la production de ces réac-
tions salutaires, à l'apparition de ces phénomènes
critiques qui souvent jugent une affection morbide
d'une manière promptement favorable. Elle tend,
au contraire, à imprimer aux maladies une marche
lente, à en prolonger la durée, à en retarder ou à en

entraver la convalescence et à les faire passer à l'état chronique.

Les maladies intercurrentes aggravent à leur tour la chlorose ; en augmentant les chances d'affaiblissement de l'organisme, en suspendant l'appétit, en entravant la nutrition, elles portent une atteinte plus profonde aux phénomènes de l'hématose, elles exagèrent l'appauvrissement du sang ; elles ajoutent l'anémie à la chlorose.

Ces considérations applicables aux affections aiguës le sont bien plus encore à certaines maladies chroniques, à celles surtout qui, après avoir peu à peu épuisé l'économie, aboutissent au marasme ou à la cachexie.

On comprend, sans qu'il soit utile d'y insister, que l'anémie est une des complications qui viennent aggraver le plus le pronostic de la chlorose.

Ce que j'ai dit de l'influence de l'âge, du sexe, de la constitution et des conditions hygiéniques sur le développement, la marche et la durée de la chlorose, doit faire penser à priori que ces circonstances influent singulièrement aussi sur le pronostic.

La chlorose, en effet, présente peu de gravité chez l'homme fait, chez l'adulte parvenu au terme de son développement. Mais il en est autrement dans l'enfance et dans la jeunesse, notamment à l'époque de la puberté.

Dans l'enfance, la chlorose est un état fâcheux

parce qu'elle s'ajoute aux autres conditions de faiblesse propres à cet âge, parce qu'elle entrave la marche régulière de la croissance, parce qu'elle nuit à l'évolution organique et qu'elle expose les enfants à subir plus facilement les influences maladives auxquelles les prédisposent déjà leur âge et la débilité relative de leur constitution. On voit beaucoup d'enfants rester maigres, pâles, chétifs et comme rabougris : on cherche la cause de cet état précaire dans la lésion de quelque organe essentiel; mais on ne découvre rien ni dans les poumons, ni dans le cœur, ni dans le système nerveux, ni dans le système ganglionnaire, ni dans les viscères abdominaux, qui puisse fournir une explication satisfaisante. Explorez les vaisseaux du cou, auscultez-les avec soin; dans la grande majorité des cas, vous trouverez un bruit de souffle caractéristique, et vous acquerrez la preuve que ces enfants sont atteints de chlorose.

La chlorose acquiert d'autant plus de gravité que le sujet approche davantage de la puberté. J'en ai dit ailleurs les raisons; je n'y reviendrai pas. Qu'il me suffise d'ajouter combien il est aisé de comprendre que l'appauvrissement du sang, son insuffisance en globules, doivent être préjudiciables, à une époque où l'organisme est dans l'apogée de son épanouissement et revêt les attributs de la virilité. Aussi, beaucoup de sujets chlorotiques ont-ils une puberté incomplète, difficile et très-souvent retardée.

L'influence de la chlorose se fait plus sentir encore sur les jeunes filles à l'époque de la puberté, à cause de l'imminence de la menstruation. Cette maladie est alors d'un pronostic fâcheux en raison des difficultés, des obstacles et souvent du retard qu'elle apporte à l'apparition et à l'établissement définitif de cette importante fonction.

J'ai déjà signalé la grossesse comme une cause d'aggravation pour la chlorose.

Une constitution délicate ou chétive, une vie pénible, une existence sédentaire, un mauvais régime, une alimentation habituelle insuffisante, les fatigues de l'allaitement, l'habitation de lieux humides, sombres et malsains, le séjour dans des contrées marécageuses, l'exercice de professions insalubres, constituent autant de causes d'aggravation pour la chlorose, et, par conséquent, rendent le pronostic de cette maladie plus fâcheux : d'une part, en augmentant son intensité ; d'autre part, en neutralisant les effets du traitement même le plus rationnel et le mieux suivi.

CHAPITRE IX

La chlorose, comme on a pu le voir, est un état morbide fort complexe, dans lequel viennent se grouper, sous des nuances et des degrés très-variables, les symptômes les plus divers. Il importe de distinguer, de reconnaître, au milieu de tous ces troubles fonctionnels, ceux qui appartiennent en propre à l'état chlorotique, ceux qui se rattachent directement à l'altération du sang, et ceux qui en sont indépendants et ne coexistent qu'à titre de complications ou d'épiphénomènes. Cette distinction présente souvent les plus grandes difficultés, et quelquefois même elle est insoluble à priori. L'observation seule, l'expérience prolongée, et l'étude des résultats thérapeutiques, peuvent permettre de résoudre la question. Mais il est un principe qui peut aider puissamment dans cette délicate recherche. Le voici :

La lésion essentielle dans la chlorose, la lésion initiale et fondamentale, c'est l'appauvrissement du sang, la diminution des globules. Ce phénomène est le point de départ de tous les autres; il les domine, il les commande tous; il en est, pour ainsi dire, la règle et la mesure. D'où il suit que tous les troubles fonctionnels dépendant de la chlorose doivent être proportionnels à l'altération du sang; ils doivent être en rapport direct avec cette altération, présenter une marche parallèle, une durée et une intensité semblables. Toutes les fois, au contraire, que cette relation n'existe point, que les troubles fonctionnels suivent une marche différente de la chlorose proprement dite et sont hors de proportion avec l'aglobulie, on n'a plus affaire à des symptômes, mais à des complications. Les complications se reconnaissent encore et se distinguent des symptômes en ce qu'elles ne sont point amendées par le traitement antichlorotique, tandis que les symptômes vrais subissent, au même degré que l'appauvrissement du sang même, l'influence salutaire d'une médication bien dirigée. Et non-seulement les complications ne cèdent pas au traitement, ne s'améliorent pas avec la chlorose; mais même elles nuisent à l'efficacité du traitement, elles en contrarient les effets; elles retardent, elles entravent l'amélioration de l'état chlorotique; souvent même, comme nous le verrons bientôt, elles l'entretiennent, elles l'aggravent. C'est là le caractère par excellence des complications.

Il était indispensable de poser ces remarques préliminaires avant d'esquisser l'histoire des complications de la chlorose, afin d'échapper à des confusions inévitables et de ne pas s'exposer à des redites fastidieuses.

Complications nerveuses.

Conformément à ce qui vient d'être dit, je n'envisagerai comme complications de la chlorose que les troubles de l'innervation offrant une importance prépondérante, une intensité remarquable et une marche indépendante de celle de l'état chlorotique.

On a vu que toutes les variétés de névroses peuvent se montrer comme symptômes de l'appauvrissement du sang. En général, les névroses sont franchement symptomatiques; mais quelquefois aussi elles jouent le rôle de complications réelles, et réclament une attention toute spéciale.

Ainsi, on voit chez certains sujets, les névroses convulsives, telles que la chorée et l'hystérie notamment, résister à l'emploi exclusif des ferrugineux, persister malgré l'amélioration des autres symptômes et se montrer encore avec une remarquable intensité lorsque déjà le chiffre des globules s'est notablement accru et que les bruits de souffle vasculaires ont disparu ou, tout au moins, ont singulièrement diminué.

Je puis en dire autant des névralgies et des phénomènes paralytiques. Encore ici, les troubles nerveux persévèrent quelquefois après que les symptômes caractéristiques de l'appauvrissement des globules ont presque entièrement disparu ou ont subi une diminution très-appréciable.

Dans d'autres cas, comme je l'ai déjà fait pressentir, l'intensité et l'opiniâtreté prédominante de l'état nerveux apportent les obstacles les plus sérieux à l'amélioration de l'état chlorotique proprement dit. Les douleurs excessives dans les névralgies et l'insomnie qui en résulte, les perturbations et les crises fréquentes de l'hystérie, produisent sur l'économie tout entière les dommages les plus fâcheux, par les troubles incessants qu'elles apportent dans l'hématose, dans la circulation et dans la nutrition. Ce sont là, comme il est aisé de le comprendre, des conditions extrêmement défavorables à la bonne application d'une thérapeutique et très-funestes à l'amélioration de la maladie principale, la chlorose.

Les complications de nature nerveuse s'observent principalement chez les sujets impressionnables et surtout chez les femmes. Ce sont, en général, les jeunes filles ou les jeunes femmes chlorotiques qui présentent ces exemples de complications convulsives, névralgiques ou paralytiques, qui survivent, en quelque sorte, à la chlorose, et en rendent le traitement si long et la guérison si difficile.

Complications provenant de l'appareil digestif.

Les troubles des fonctions digestives s'observent très-fréquemment, à titre de complications, dans la chlorose.

Ces fonctions sont généralement languissantes chez les chlorotiques. Il en résulte que l'appétit est peu développé, et même nul assez souvent.

L'*anorexie* est tantôt la conséquence d'un embarras gastrique, d'un état saburral des premières voies ; tantôt elle semble tenir uniquement à un profond degré de faiblesse et d'atonie qui émousse la sensation de la faim.

L'anorexie des chlorotiques, liée à un embarras muqueux ou bilieux, est une complication de peu de gravité et toujours facile à combattre et à éloigner.

Il n'en est pas ainsi de la seconde variété d'anorexie. Celle-ci est plus opiniâtre, résiste longtemps aux moyens de traitement les plus variés, et constitue une complication sérieuse. Elle augmente, en effet, la débilité de l'organisme et l'intensité de la chlorose, en mettant les malades dans l'impossibilité de réparer leurs forces par un bon régime et par une alimentation abondante ou substantielle.

Le *hoquet* et les *vomissements nerveux* s'observent chez les chlorotiques impressionnables, d'un tempérament nerveux ou doués d'une susceptibilité spéciale de l'estomac. Ce sont là des complications fâcheuses et qui portent des entraves au traitement régulier de la chlorose.

Ces accidents déterminent, par leur fréquence ou leur répétition, une fatigue extrême, un sentiment de lassitude générale et d'accablement, qui augmente l'état de faiblesse propre aux chlorotiques. Ils s'opposent, en outre, à l'administration du fer, dont ils rendent la tolérance impossible; enfin, ils placent les malades dans les mauvaises conditions d'une alimentation insuffisante, et augmentent ainsi les causes d'appauvrissement du sang.

Les chlorotiques sont fort sujets à la *dyspepsie*. Cette complication peut se montrer chez eux sous toutes ses formes. Cependant, quelques-unes de ces variétés se rattachent plus particulièrement à la chlorose comme symptômes que comme complications ; telles sont les dyspepsies simple, atonique et flatulente. D'autres, comme la dyspepsie gastralgique et la dyspepsie par irritation, surviennent souvent ou persistent avec toute l'intensité et toute l'opiniâtreté de complications véritables.

La dyspepsie *par irritation*, sur laquelle je me suis suffisamment étendu plus haut (p. 59), est quelquefois chez les chlorotiques le résultat de l'appauvrissement du sang, une des expressions de la débilité qui pèse sur tout l'organisme ; mais, le plus souvent, elle est la conséquence de médications intempestives, ainsi que j'ai essayé de l'établir dans le passage précité.

Un des caractères principaux de cette variété de dyspepsie, je le répète, c'est l'intolérance de l'estomac pour toutes les substances actives ou excitantes, pour les viandes noires, pour les boissons stimulantes, pour les ferrugineux, les amers, etc. On comprend combien il importe de reconnaître et de combattre cette complication si l'on veut parvenir à instituer un traitement rationnel de la chlorose et obtenir une amélioration durable de cet état morbide.

La dyspepsie *intestinale* est une complication moins fréquente que la dyspepsie gastrique ; et ce que j'ai dit de cette dernière est applicable aux formes corrélatives de la dyspepsie intestinale, en tant que complications de la chlorose.

Il est un phénomène, cependant, que j'ai mentionné à l'occasion des symptômes, et qui doit trouver encore ici sa place, c'est la constipation.

La *constipation* est fort commune chez les chlorotiques, et les causes ne manquent pas pour l'expliquer. Elle peut résulter, en effet, d'une sorte d'inertie intestinale, le tube digestif participant à la faiblesse des autres organes ; elle peut encore provenir de l'insuffisance des fluides gastrique, pancréatique, biliaire et intestinal, ces fluides subissant, par le fait de l'appauvrissement du sang, une diminution semblable à celle des autres sécrétions. Le plus souvent, la constipation est occasionnée par ces deux causes réunies. Enfin, le traitement lui-même devient ou peut devenir chez les chlorotiques un agent de constipation. Certains amers et les ferrugineux agissent sur la muqueuse intestinale à la manière des astringents et diminuent ainsi les produits de sécrétion.

La constipation est quelquefois assez bornée et ne

dépasse guère trois ou quatre jours. Elle ne constitue pas alors une complication qui puisse être de nature à aggraver l'état des chlorotiques.

Mais, chez beaucoup de sujets, elle dépasse ces limites ; et il n'est pas rare, chez les femmes surtout, qu'elle se prolonge pendant huit, dix ou douze jours. Il existe même des exemples avérés de constipations opiniâtres, durant quinze jours, trois semaines et même un mois.

Chez quelques chlorotiques la constipation, même de longue durée, ne détermine aucun accident sérieux. Les malades se plaignent à peine d'un peu de météorisme, d'un certain degré de gêne dans l'abdomen, d'un malaise passager après les repas, et de quelques autres phénomènes auxquels ils n'attachent aucune importance.

Chez d'autres, au contraire, la constipation provoque une tympanite intense, des borborygmes ncommodes, des coliques, des nausées, des vomituritions, des éructations incessantes, des hoquets fréquents, de l'anorexie, des digestions extrêmement pénibles, de l'anxiété respiratoire, de la dyspnée, des douleurs cardialgiques, des palpitations, des maux de tête, des troubles céphaliques divers, des désordres dans l'innervation, une tendance irrésistible à la mélancolie, en un mot la plupart des accidents justement attribués à la constipation.

Il importe alors de mettre un terme à une complication de cette nature, dont les effets sur l'organisme ne peuvent qu'aggraver l'état des chlorotiques.

Je vais plus loin, et je suis d'avis qu'il faut toujours, dans la chlorose, chercher à combattre la constipation, quel que soit son degré d'intensité; car la constipation est toujours le signe évident d'un état défectueux de l'appareil digestif, et ne peut guère, par conséquent, se concilier avec la bonne harmonie et la parfaite intégrité des fonctions organiques.

Quelquefois la *diarrhée* alterne avec la constipation ; et alors elle est de courte durée. Dans d'autres circonstances, assez rares, à la vérité, la diarrhée se montre indépendante de la constipation, et devient, par son abondance ou par son opiniâtreté, une complication sérieuse. Elle acquiert plus particulièrement un caractère d'inquiétante gravité quand elle survient chez des chlorotiques profondément affaiblis et qu'elle revêt la forme colliquative. Alors elle augmente rapidement la débilité générale de l'économie, amène une entière prostration des forces, le marasme et la mort. Mais cette circonstance est rare, encore une fois, dans la chlorose vraie, dans la chlorose légitime. La diarrhée colliquative doit, en général, faire soupçonner une pseudo-chlorose, une anémie symptomatique, l'existence de quelque lésion organique, d'un état général grave, d'une diathèse ou d'une cachexie.

Complications hémorrhagiques.

L'état de dissolution du sang provenant de la diminution ou de l'appauvrissement des globules prédispose les chlorotiques aux congestions passives, aux exhalations sanguines, aux suffusions séreuses et aux hémorrhagies.

Les *hémorrhagies chlorotiques* sont tantôt traumatiques, tantôt spontanées.

Les hémorrhagies *traumatiques*, que je me contenterai de mentionner ici, peuvent survenir à l'occasion de la lésion la plus légère. La rupture d'un vaisseau de petit volume résultant d'un effort ou d'une violence extérieure, une piqûre, une coupure, une plaie superficielle, suffisent chez les sujets atteints de chlorose, pour donner lieu à un écoulement de sang assez abondant et souvent très-difficile à réprimer. Le peu de plasticité de ce liquide, la diminution de ses globules expliquent l'opiniâtreté de l'écoulement et la difficulté de l'hémostase. Je reviendrai sur ce sujet en traitant des complications chirurgicales dans la chlorose.

Les hémorrhagies *spontanées*, chez les chlorotiques, peuvent présenter tous les caractères d'hémorrhagies actives; mais ordinairement elles appartiennent à l'ordre des hémorrhagies dites passives.

Très-rarement d'origine artérielle, quelquefois d'origine veineuse, elles proviennent le plus souvent du réseau capillaire, et se font par une extravasation ou plutôt une exhalation de la partie séreuse du sang dans laquelle nagent de rares globules.

Les membranes muqueuses sont le siége le plus habituel des hémorrhagies chlorotiques. Elles affectent par ordre de fréquence la muqueuse nasale, la muqueuse bronchique, la muqueuse intestinale, la muqueuse gastrique, la muqueuse des voies urinaires, et chez les femmes la muqueuse utérine.

L'*épistaxis*, chez les chlorotiques, peut survenir à la suite d'éternuments répétés, d'efforts pour se moucher, d'égratignures de la muqueuse olfactive avec l'ongle, et de l'introduction dans les fosses nasales de corps irritants ou de poudres sternutatoires. Toutes ces causes, qui ne détermineraient chez la plupart des sujets aucun effet fâcheux, suffisent pour provoquer chez les chlorotiques des épistaxis abondantes et de longue durée.

Dans d'autres cas, l'épistaxis survient spontanément, sans l'intervention d'aucune influence directe. Chez certains chlorotiques cette forme d'épistaxis ne se montre qu'à de rares intervalles ; chez d'autres, elle se répète souvent, et acquiert par sa fréquence une réelle gravité.

L'*hémoptysie* franche est assez rare chez les personnes chlorotiques. Il peut arriver quelquefois que sous l'influence d'un accès de toux, dans une bronchite, ou à la suite de cris violents, de chants prolongés, d'une longue course, d'un accès de suffocation provoqué par le passage d'une goutte de liquide, d'une mie de pain, d'un très-petit corps étranger dans les voies aériennes, un chlorotique rejette par les bronches une certaine quantité de sang, une quantité plus considérable surtout que n'en perdrait une personne non chlorotique dans les mêmes circonstances; mais il n'est pas fréquent que l'hémoptysie se montre spontanément dans la chlorose. Aussi doit-on, toutes les fois qu'une pareille complication se présente, examiner soigneusement l'état des poumons et s'assurer que la prétendue chlorose ne cache pas les germes d'une lésion organique.

Ce que je viens de dire de l'hémoptysie, je le répéterai à plus forte raison au sujet de l'*hématémèse* et du *flux intestinal*. Sans doute, ces hémorrhagies peuvent se rattacher directement à la chlorose et provenir d'un extrême appauvrissement du sang; mais, encore une fois, il ne faut jamais perdre de vue la rareté de ces complications et ne point négliger l'exploration attentive des viscères où l'hémorrhagie prend sa source.

Mêmes remarques pour les hémorrhagies des reins ou de la vessie chez les chlorotiques.

Je renvoie ce que j'ai à dire de la métrorrhagie au paragraphe suivant, où je dois traiter des complications utérines et péri-utérines.

En résumé, les hémorrhagies spontanées, autres que l'épistaxis, sont assez rares dans la vraie chlorose;

et quand elles se manifestent chez un sujet offrant toutes les apparences d'un chlorotique, il importe de vérifier si l'on a affaire simplement à une aglobulie, à une aglobulie franche; ou, ce qui est assez commun, si l'hémorrhagie ne provient pas d'une lésion organique commençante, de produits tuberculeux, d'un squirrhe, d'une masse fibreuse, d'une dégénérescence granuleuse, etc.; ou encore si elle ne se rattache pas à une anémie de nature cachectique, telle que l'anémie qui accompagne les cachexies syphilitique, paludéenne, saturnine, celle des mineurs, des vidangeurs, des égoutiers et d'autres professions insalubres.

C'est là une question de diagnostic qu'on ne doit jamais perdre de vue. Je ne puis entrer ici dans les développements et les détails qu'elle comporte; il me suffit de la signaler.

Les complications hémorrhagiques aggravent beaucoup le pronostic de la chlorose. Elles diminuent la masse du sang; elles augmentent la faiblesse des malades, et aux phénomènes propres à la chlorose elles viennent ajouter les accidents de l'anémie.

Quand les hémorrhagies se répètent fréquemment, quand elles sont opiniâtres et abondantes, elles peuvent amener l'anéantissement des forces, la prostration organique, et jeter finalement les malades dans un état de marasme auquel rien ne peut remédier.

Ce genre de complication mérite donc de fixer l'at-

tention d'une manière spéciale ; il appelle une prompte
et salutaire intervention de la thérapeutique.

Complications utérines et péri-utérines.

I. — De l'aménorrhée et de la dysménorrhée chez les chlorotiques.

L'*aménorrhée* et la *dysménorrhée* s'observent fréquemment chez les jeunes filles et chez les femmes
chlorotiques, ainsi que j'ai déjà eu l'occasion de le
faire remarquer en traitant de l'étiologie et de la symptomatologie de la chlorose.

A propos de l'étiologie, je me suis longuement
étendu sur les relations de l'état chlorotique avec les
troubles menstruels, et je ne reviendrai pas sur cette
discussion. Je me contenterai de rappeler ici que j'ai
cherché à réfuter l'opinion qui tend à admettre que la
chlorose est souvent le résultat de l'absence ou de la
suppression du flux menstruel. A mes yeux, l'aménorrhée ou la dysménorrhée, loin d'être la cause de
l'état chlorotique, en sont la conséquence. Aussi ai-je
cru devoir parler de ces deux accidents dans le chapitre consacré aux complications.

Et en effet, l'aménorrhée et la dysménorrhée ne
sont pas toujours chez les femmes chlorotiques de
simples symptômes. Ce sont assez souvent de véritables complications, qui ajoutent aux phénomènes pathologiques de l'appauvrissement du sang ceux d'une
menstruation défectueuse.

D'ailleurs, les troubles menstruels ne sont pas toujours et uniquement produits par l'aglobulie ; ils peuvent provenir aussi d'une lésion de l'utérus ou de ses annexes ; et il importe d'établir cliniquement cette distinction si l'on veut poser les indications d'un traitement rationnel.

Je parlerai bientôt des troubles de la menstruation liés à une affection utérine ou péri-utérine.

Je dois d'abord dire quelques mots de ceux qui se rattachent directement à la chlorose.

L'aménorrhée et la dysménorrhée chlorotiques sont tantôt primitives, tantôt secondaires ou éloignées.

J'appelle aménorrhée et dysménorrhée primitives celles qui surviennent dès l'âge de la puberté, celles qui marquent, chez les jeunes filles parvenues à l'époque pubère, une période difficile, une fonction en souffrance, une fonction qui s'établit mal ou qui ne peut arriver à s'accomplir. Ainsi, il n'est pas rare que la plupart des signes de la puberté se manifestent chez une fille atteinte de chlorose, et qu'un seul phénomène, le plus important de tous, fasse défaut, ou ne se développe que d'une manière fort laborieuse ; ce phénomène c'est la menstruation.

L'aménorrhée chlorotique se traduit alors, généralement, par un sentiment de malaise et de pesanteur dans le bassin, des douleurs dans les reins et dans les lombes, des lassitudes dans les membres, de la céphalalgie, des étourdissements, des bourdonnements d'oreille, des troubles circulatoires et nerveux, des palpitations de cœur, un léger mouvement fébrile, de l'oppression, une angoisse thoracique très-marquée, des hoquets, des vomissements, une grande exaltation nerveuse et sensorielle, quelquefois même des crises hystériques ou hystériformes bien prononcées.

Ces phénomènes se dissipent au bout de trois, quatre, cinq ou six jours; puis ils surviennent de nouveau trois semaines ou un mois après; et ils se répètent ainsi périodiquement jusqu'à l'établissement du flux cataménial.

Chez certaines jeunes filles chlorotiques, le retard de la menstruation n'est que de quelques mois, et l'établissement de cette fonction vient mettre promptement un terme aux accidents que j'ai décrits. Mais chez d'autres, la première éruption menstruelle est plus tardive et n'a lieu qu'après une ou plusieurs années de souffrances, vers l'âge de dix-huit ou vingt ans.

Cependant les choses ne se passent pas toujours ainsi que je viens de les présenter. Dans les circonstances précédentes, il se fait périodiquement, vers les organes générateurs, les ovaires et l'utérus, une congestion, mais une congestion insuffisante pour amener une hémorrhagie, une exhalation sanguine; de là les douleurs locales signalées plus haut, et les phénomènes de réaction générale qui les accompagnent.

Dans certains cas, dans les cas de chlorose profonde, quand l'appauvrissement du sang est extrême, la congestion utéro-ovarienne elle-même manque. Les organes de la génération participent à l'atonie générale, le sens génital semble sommeiller encore; et alors l'aménorrhée ne se traduit que par ses signes négatifs, par absence d'hypérémie périodique et d'hémorrhagie, absence de symptômes locaux et de phénomènes de réaction.   .

Dans un troisième ordre de faits, on observe les symptômes locaux et la plupart des phénomènes généraux appartenant à la congestion physiologique des ovaires et de l'utérus, que j'ai mentionnés plus haut. Mais après quelques heures ou quelques jours de souffrances apparaissent seulement quelques traces de règles. Le sang s'écoule avec peine et se réduit quelquefois à une fort petite quantité d'un liquide séro-sanguinolent, très-pâle, très-décoloré. C'est la dysménorrhée chlorotique.

La dysménorrhée primitive de la chlorose offre une durée très-variable. Elle alterne quelquefois avec l'aménorrhée. Elle guérit rarement d'une manière spontanée. Comme l'aménorrhée, elle réclame un traitement actif qui, en remédiant à l'appauvrissement du sang et en lui restituant la proportion normale de ses globules, rende possible et facile l'établissement de l'hypérémie et du flux cataménial.

L'aménorrhée et la dysménorrhée peuvent aussi,

ai-je dit, se montrer d'une manière secondaire, éloignée ; c'est-à-dire qu'elles peuvent se manifester chez
des chlorotiques déjà réglées, et un plus ou moins
longtemps après l'établissement régulier de la menstruation. Dans cette circonstance, les troubles menstruels sont tantôt le résultat des progrès de la chlorose, d'une aggravation survenue dans cette maladie;
et tantôt le résultat d'une cause étrangère à la chlorose. Mais, dans tous les cas, ils n'en constituent pas
moins une complication véritable.

L'aménorrhée et la dysménorrhée survenant chez
des filles ou des femmes chlorotiques précédemment
réglées n'offrent aucune particularité qui mérite d'être
signalée et qui doive fixer spécialement l'attention.
Les symptômes et les signes de ces deux accidents sont
les mêmes que ceux que j'ai mentionnés plus haut à
l'occasion de l'aménorrhée et de la dysménorrhée
primitives.

Mais le seul point sur lequel il importe d'insister,
parce qu'il doit former la base des indications thérapeutiques, c'est l'étiologie et le mode de production de
la suppression ou de l'insuffisance du flux menstruel.
On comprend, en effet, qu'il n'est pas indifférent de
savoir si l'aménorrhée ou la dysménorrhée doivent
être rattachées directement à l'influence de la chlorose;
si elles sont le résultat d'un plus grand appauvrissement du sang ; ou bien si elles sont étiologiquement
indépendantes de la chlorose et si elles se sont pro-

duites sous l'action de causes fortuites. C'est en interrogeant les malades avec soin qu'on parvient à décider cette question. Il faut donc s'enquérir de toutes les causes habituelles des dérangements et des troubles menstruels, telles que l'impression du froid, les lotions imprudemment faites pendant la période cataméniale, les émotions vives, la colère, la frayeur, un chagrin violent, une peine subite, etc. Si l'on parvient à constater d'une manière certaine l'intervention d'une de ces causes, on doit croire que la chlorose n'a exercé et n'exerce encore sur les troubles menstruels qu'une influence secondaire ; elle ne les a pas produits, elle contribue seulement à les entretenir, à les rendre plus opiniâtres.

En l'absence de toutes les causes qui viennent d'être énumérées, on est autorisé à attribuer l'aménorrhée et la dysménorrhée secondaires ou éloignées à l'influence immédiate de l'appauvrissement du sang. Dans ce cas, les troubles menstruels sont à la fois la conséquence et l'expression des progrès de la chlorose ; l'aménorrhée et la dysménorrhée doivent donc coïncider avec une aggravation appréciable des symptômes chlorotiques proprement dits et avec une diminution plus sensible dans la proportion des globules sanguins.

Il est inutile de répéter une fois encore que la détermination étiologique des dérangements menstruels éloignés, chez les chlorotiques, est d'une importance

fondamentale au point de vue des indications cura-
tives.

J'ai dit qu'indépendamment de ces troubles de la
menstruation, qu'on peut appeler essentiels, on observe assez souvent chez les chlorotiques des accidents du même genre, liés à une lésion de l'utérus ou
de ses annexes, qu'on pourrait, par conséquent, nom-
mer symptomatiques. L'aménorrhée et la dysménorrhée proviennent, en effet, assez souvent d'une métrite
interne, d'un rétrécissement, d'une oblitération ou
d'une imperforation du conduit utérin ou du museau
de tanche, d'une lésion mécanique, version ou flexion ;
d'une maladie des ovaires ou des trompes, d'un phlegmon péri-utérin, etc.

Ici encore il importe de préciser les faits et de déterminer d'une manière formelle si l'absence ou l'insuffisance des règles dépend d'un état chlorotique
avancé et n'a, par conséquent, avec la lésion utérine
ou péri-utérine que des relations de simple coïncidence ; ou si, au contraire, l'aménorrhée ou la dysménorrhée est le résultat d'une maladie de l'utérus ou
de ses annexes, et n'a, conséquemment, aucun rapport
direct avec la chlorose.

Les commémoratifs peuvent être d'un grand se-
cours pour résoudre cette difficulté de diagnostic. On
interrogera minutieusement les malades sur l'état de
la menstruation avant la manifestation des premiers
symptômes de la maladie utérine ou péri-utérine ; et,

selon les renseignements qu'ils fourniront à cet égard, suivant que la fonction cataméniale s'accomplit bien ou mal, peu ou point, d'une manière régulière ou irrégulière, on aura de fortes présomptions pour inférer que les troubles menstruels sont ou ne sont pas la conséquence directe, immédiate, de la lésion de la matrice ou de ses annexes.

Cependant il faut se garder de tirer des inductions trop absolues, et toujours se défier de l'exactitude et de la précision des renseignements donnés par les malades. D'ailleurs, ces informations seraient-elles très-correctes et très-sûres, qu'il serait encore prudent de faire des réserves dans l'espèce, de ne pas accorder à la chlorose une part exclusive dans la production de l'aménorrhée et de la dysménorrhée, et d'attribuer toujours une influence, sinon absolue, au moins prépondérante aux lésions utérines ou péri-utérines.

II. — De la ménorrhagie et de la métrorrhagie chez les chlorotiques.

Les femmes chlorotiques sont quelquefois atteintes de pertes utérines qui se montrent, comme toutes les hémorrhagies de la matrice, soit à l'époque des règles, dont elles ne sont alors que l'exagération, soit dans l'intervalle des périodes menstruelles, où elles constituent de véritables métrorrhagies.

La *ménorrhagie* et la *métrorrhagie* des chlorotiques

peuvent provenir de l'appauvrissement du sang; ou bien elles peuvent être déterminées par une lésion concomitante de l'utérus ou de ses annexes.

Dans le premier cas, les hémorrhagies utérines se rattachent d'une manière directe à la chlorose; elles rentrent, pour ainsi dire, dans la symptomatologie de cette affection. C'est un phénomène morbide assez rare, qui ne présente aucun caractère sémiologique positif. Son diagnostic s'établit par l'absence des symptômes appartenant aux lésions utérines ou péri-utérines, et de tout phénomène de réaction soit locale, soit générale : point de fièvre; point de douleur, comme cela s'observe dans les hémorrhagies passives.

Si, au contraire, la ménorrhagie et la métrorrhagie se lient à quelque lésion de l'utérus ou de ses annexes, survenue pendant le cours de la chlorose, on voit se manifester tôt ou tard le cortége des symptômes propres aux maladies de la matrice ou des organes voisins. Ce sont des phénomènes de réaction d'une intensité variable, mais consistant principalement en un sentiment de chaleur et de pesanteur dans le bassin, des douleurs tantôt aiguës, tantôt lancinantes, le plus souvent gravatives, dans les reins, les lombes et les régions ovariennes. Il n'est pas rare d'observer encore des douleurs expulsives, dues quelquefois à la présence de caillots intra-utérins, et plus fréquemment encore à l'excès de sensibilité du conduit cervico-utérin.

L'existence de ces symptômes suffit quelquefois pour permettre de soupçonner que l'hémorrhagie est liée à une altération pathologique des organes internes de la génération ; mais une exploration directe peut seule conduire à la certitude et imprimer au diagnostic un caractère de précision.

Ce n'est pas assez, en effet, de présumer qu'il existe une lésion ; il faut encore en déterminer la nature et le siége, afin de porter un pronostic sérieux et d'instituer une thérapeutique rationnelle. Tant d'affections diverses peuvent devenir la source d'hémorrhagies utérines qu'il importe au plus haut degré (à moins que des motifs particuliers n'interdisent ces manœuvres) de recourir au toucher vaginal ou même à l'examen au spéculum, pour reconnaître d'une manière définitive quel est l'organe lésé, et de quelle espèce est la lésion. Les phénomènes purement subjectifs ne suffiraient pas toujours à déceler une phlegmasie péri-utérine, une apoplexie de l'ovaire, une ovarite, une hématocèle, une métrite interne, des granulations intra-utérines, une môle, un polype, un corps fibreux, un carcinome, etc. Avec l'exploration directe, tous les doutes disparaissent pour des mains et des yeux exercés.

Quels que soient les causes et le point de départ de l'hémorrhagie utérine chez les chlorotiques, cette complication doit toujours être considérée comme d'une certaine gravité. On ne saurait trop se hâter de tarir la source de pareilles pertes, d'en empêcher le retour, et, partant, de porter un remède prompt et sûr à la lésion d'où elles dérivent. Nous reviendrons sur ce sujet à l'occasion du traitement.

III. — De la leucorrhée chez les chlorotiques.

La leucorrhée est commune chez les jeunes filles et chez les femmes atteintes de chlorose. On voit, en effet, peu de chlorotiques qui n'aient des pertes blanches.

J'ai déjà eu l'occasion de m'expliquer dans mon *Traité des maladies de l'utérus*, au sujet de la leucorrhée, expression vague et mal définie sous laquelle on désigne indistinctement tous les écoulements des organes génitaux chez la femme. J'ai cherché à établir que la leucorrhée n'est point, ainsi que le pensent encore beaucoup de médecins, un simple flux catarrhal, indépendant d'une lésion de la muqueuse génitale; mais qu'elle est toujours liée à l'altération d'un des éléments anatomiques de l'utérus ou du vagin, altération le plus souvent de nature inflammatoire. En d'autres termes, la leucorrhée est toujours à mes yeux le produit d'une phlegmasie ou d'un état congestif chronique de la muqueuse utérine ou de la muqueuse vaginale.

Or, ces états pathologiques sont fréquents chez les femmes chlorotiques, ce qui explique chez elles aussi la fréquence de la leucorrhée.

On ne sera pas surpris de cette particularité, si l'on songe à l'influence qu'exerce la chlorose sur la menstruation. Ainsi que je l'ai dit plus haut, les chlorotiques sont habituellement mal réglées : chez les unes, la menstruation est rare et difficile ; chez d'autres, elle est extrêmement irrégulière ; chez un certain nombre, enfin, elle est nulle ou elle se supprime après quelques époques. Cependant chez la plupart d'entre elles, bien qu'il. n'y ait point d'hémorrhagie normale, le sang afflue périodiquement vers les ovaires et vers l'utérus; mais la fonction est incomplète, inachevée; la congestion ovaro-utérine s'opère, mais la ponte et l'écoulement sanguin ne s'effectuent point, ou s'effectuent d'une manière défectueuse.

Qu'en résulte-t-il ? Un état congestif permanent qui subit une sorte d'exacerbation à l'époque cataméniale. De là le flux muqueux ou la leucorrhée qu'on rencontre chez les chlorotiques, écoulement permanent comme l'état congestif, et présentant, comme lui, une augmentation sensible, une sorte de recrudescence mensuelle.

Ce qui vient encore à l'appui de ce que j'avance, ce sont les souffrances qu'éprouvent à chaque période les chlorotiques atteintes d'aménorrhée ou de dysménorrhée et de flueurs blanches. Le plus grand nombre d'entre elles ressentent alors des douleurs plus ou moins fortes dans les reins et dans le bas-ventre, qui témoignent certainement de l'action du molimen congestif.

Il est essentiel de bien distinguer cette forme de leucorrhée, *leucorrhée chlorotique*, des autres variétés de leucorrhée qui peuvent coïncider avec la chlorose sans aucune relation de cause à effet, et qui dépendent d'une phlegmasie franche de l'utérus ou de ses annexes. L'étude attentive des commémoratifs, des symptômes actuels, de la marche et de l'évolution de la maladie, et l'exploration directe des organes de la génération, quand elle est possible, permettent, en général, de résoudre cette question de diagnostic. Je me suis appliqué, dans mon *Traité des maladies de l'utérus*, à exposer dans leurs moindres détails les phénomènes locaux et réactionnels de la métrite interne et du phlegmon périutérin, causes si fréquentes de leucorrhée. Je ne puis qu'y renvoyer ceux qui voudraient acquérir sur ce sujet intéressant des notions plus étendues et plus complètes.

Complications tuberculeuses, cachectiques et dartreuses.

La chlorose exerce sur la production et le développement des tubercules pulmonaires une influence incontestable, mais qu'il faut se garder d'exagérer.

Ainsi, je ne saurais partager l'opinion de ceux qui croient que la chlorose peut engendrer, pour ainsi dire, de toutes pièces, la phthisie pulmonaire. L'apparition des tubercules est immédiatement liée à des conditions particulières, spéciales de la constitution, indépendantes de l'appauvrissement du sang en globules.

Mais si la chlorose n'exerce aucune action directe sur la production de cette lésion, elle prédispose à son développement, et elle favorise son évolution par les troubles qu'elle apporte dans la nutrition et par l'influence débilitante qu'elle exerce sur l'économie.

L'affection tuberculeuse, une fois développée, agit à son tour sur l'état chlorotique à la façon d'une cause aggravante. Et cela se comprend aisément, puisque dans la phthisie pulmonaire la respiration, qui est un des actes les plus importants de la fonction plus générale de l'hématose, s'accomplit d'une manière défectueuse et que l'oxygénation des globules sanguins est imparfaite. C'est surtout dans les périodes avancées que la phthisie augmente et aggrave l'état chlorotique, alors que la fièvre hectique s'allume, et que le pus provenant des cavernes tuberculeuses passe dans le torrent de la circulation et exerce directement sur les globules sanguins une action dissolvante et destructive.

Ceci m'amène à dire deux mots des cachexies. Je ne veux pas à dessein m'étendre sur ce sujet, puisque je me suis proposé de parler exclusivement dans ce travail de la chlorose simple, de la chlorose idiopathique.

Je me bornerai donc à rappeler que toutes les maladies constitutionnelles ou diathésiques, les maladies virulentes et infectieuses, le cancer, la scrofule viscérale, la syphilis, l'infection putride, la résorption purulente, le diabète, la maladie de Bright, les fièvres intermittentes, l'intoxication saturnine, etc., parvenues à une période avancée, aboutissent à un état cachectique de l'économie, dont un des principaux caractères est l'appauvrissement du sang en globules, et déterminent, par conséquent, une forme particulière de chloro-anémie. Mais, encore une fois, dans ces cas, l'appauvrissement du sang est secondaire; c'est un symptôme de la cachexie, laquelle est dominée par un élément morbide plus important et dont il faut rechercher l'existence hors du fluide sanguin, dans la constitution même et dans l'idiosyncrasie du sujet.

Les maladies de la peau sont assez communes chez les chlorotiques, et plus particulièrement chez les enfants. La chlorose prédispose à l'apparition et favorise le développement des affections prurigineuses, des dermatoses parasitaires, tant animales que végétales, telles que l'herpès tonsurant, l'herpès circiné, le trichophyton, etc.

Les chlorotiques sont sujets encore aux maladies vermineuses; et l'on doit toujours soupçonner et rechercher la chlorose chez les enfants tourmentés par la présence des vers intestinaux.

Complications traumatiques.

Certaines lésions chirurgicales présentent chez les chlorotiques une physionomie et une marche particulières. En vertu du peu de réaction que ces sujets présentent et de l'état d'appauvrissement de leur sang, les solutions de continuité ont, chez eux, peu de tendance à se réparer. La consolidation des fractures est longue, la formation et l'organisation du cal s'opèrent avec lenteur.

Les ulcères guérissent difficilement.

Les plaies présentent une surface pâle ou faiblement rosée ; les bourgeons charnus se développent tardivement ; ils sont habituellement peu saillants, mous et décolorés, de sorte que la cicatrisation marche lentement et se fait plus longtemps attendre que chez les sujets dont le sang est riche.

Les hémorrhagies traumatiques offrent dans la chlorose une gravité spéciale, d'une part à cause de la tendance qu'elles ont à se produire et de la difficulté qu'on éprouve à les arrêter, d'autre part en raison de l'état de débilité extrême et même d'épuisement où elles doivent nécessairement jeter un malade dont le sang est déjà naturellement pauvre.

CHAPITRE X

La chlorose, chez les enfants, n'a pas encore été
l'objet de recherches spéciales et suivies : c'est une
étude à faire, c'est un chapitre à ajouter à la pathologie. Sauvages, le premier, dit l'avoir rencontrée chez
des enfants en bas âge affectés de pica ; mais les auteurs du *Compendium* se demandent si Sauvages n'au-
rait pas confondu la chlorose avec des maladies d'une
autre nature. Ce doute est justifié par l'insuffisance
des moyens de diagnostic que Sauvages avait à sa
disposition ; de son temps, en effet, on n'avait point
de stéthoscope pour ausculter les gros vaisseaux, et
l'analyse chimique n'était pas encore venue déceler
la véritable lésion anatomique de la chlorose, la dé-
globulisation du sang. C'est à tort que les auteurs du
Compendium disent que M. Roche admet la chlorose
chez les enfants ; il pense, au contraire, comme eux,
que, dans ces cas, on s'est trompé sur la nature du
mal, et que l'on a pris pour des chloroses des affections vermineuses, ou des névroses de l'estomac, ou
des anémies, etc. (*Nouveaux Élém. de pathol.*, t. II,
p. 420). Aussi MM. Monneret et Delaberge pou-
vaient-ils justement dire en 1838 : « Jusqu'à présent

il n'existe pas de faits bien avérés qui doivent nous contraindre à regarder l'existence de la chlorose des enfants comme hors de doute. »

Ainsi que je l'ai établi dans une lettre adressée à l'Académie de médecine, le 18 octobre 1859, je crois avoir été des premiers à signaler la fréquence de la chlorose chez les enfants, et à insister sur l'importance de ce fait trop généralement méconnu.

Dans ces derniers temps M. Roger, en faisant des recherches sur l'auscultation de la tête, a été conduit à ausculter accessoirement les gros vaisseaux de la région cervicale chez les enfants, et il a été frappé d'y rencontrer si souvent le bruit de souffle caractéristique de la chlorose. Il a fait part du résultat de ses observations à l'Académie, dans la séance du 11 octobre 1859.

Je suis surpris que ceux de nos confrères qui sont à la tête de services d'enfants malades n'aient pas porté plus tôt leur attention sur un phénomène qui est bien loin d'être rare. Je pense que les observations se multiplieront désormais de manière à ne plus laisser aucun doute sur l'existence fréquente de la chlorose dans l'enfance.

En attendant, je vais rapporter quelques-uns des cas qu'il m'a été donné d'observer.

Première observation.

Comme je l'ai déjà dit dans ma *Lettre à l'Académie*, c'est

mon fils qui a été l'objet de ma première observation. C'était en 1852; il avait alors neuf ans, une constitution assez délicate, le teint habituellement pâle, les muscles peu développés, le pouls petit, mais la taille élevée pour son âge.

A cette époque, il eut une rougeole, dont la marche fut simple et régulière, mais dont la convalescence présenta une durée inaccoutumée. Pendant près de trois mois, sa santé fut languissante ; ses forces ne se relevaient pas, et la moindre fatigue suffisait pour provoquer une réaction fébrile.

La pâleur des téguments et la décoloration des muqueuses ayant augmenté, j'eus l'idée de porter le stéthoscope sur la région des gros vaisseaux du cou. A droite et à gauche, je constatai l'existence d'un souffle chloro-anémique très-bien caractérisé; il était continu, avec un renforcement intermittent et régulier. J'observai alors le petit malade avec plus de soin ; je remarquai qu'il était plus faible et plus accessible à la fatigue que ne le sont ordinairement les enfants de son âge, qu'il était sujet à des palpitations de cœur, et parfois à des troubles digestifs caractérisés par un appétit bizarre et des digestions pénibles. Il abordait avec une certaine nonchalance les travaux intellectuels, et son attention se lassait promptement.

Depuis la disparition complète de sa rougeole, mon fils était soumis à une vie régulière, à un régime fortifiant et à toutes les conditions de la meilleure hygiène. Lorsque j'eus constaté chez lui les signes d'une chlorose confirmée, je lui administrai le fer réduit, à la dose journalière de 10 à 15 centigrammes.

Cependant l'amélioration faisait peu de progrès ; les digestions étaient toujours difficiles. J'eus recours alors aux onctions avec l'huile de croton sur le ventre. Depuis l'emploi de ce moyen, les troubles digestifs ont entièremen^t disparu.

Alors les forces se sont relevées, et, sous l'influence des ferrugineux, les palpitations ont cessé. Mais je me suis fréquemment assuré par l'auscultation que le bruit de souffle persistait dans les vaisseaux du cou.

Depuis l'âge de neuf ans, mon fils n'a pas cessé de prendre une nourriture extrêmement substantielle et des préparations martiales, dont il interrompait de temps en temps l'usage afin de ne pas fatiguer inutilement l'organisme.

Sa croissance a été très-régulière, et il a franchi, sans aucun accident, l'époque de la puberté. Aujourd'hui il est assez fort pour son âge ; il supporte volontiers les fatigues de la marche et de la chasse, les exercices de la gymnastique et de l'équitation ; mais, en dépit du régime et du traitement ferrugineux, il a encore dans les gros vaisseaux du cou un bruit de souffle continu, moins intense qu'autrefois.

Chez lui, la chlorose est très-sensiblement améliorée ; mais elle n'est point guérie.

Deuxième observation.

A la même époque (1852), j'eus l'occasion de constater l'existence d'un bruit de souffle chloro-anémique, bien caractérisé, dans les vaisseaux du cou, chez une de mes nièces, enfant de quatre ans, élevée à la campagne et offrant tous les attributs extérieurs de la santé la plus florissante : constitution robuste, teint frais, embonpoint marqué, appétit excellent, digestions faciles ; caractère égal, humeur enjouée ; aptitude à supporter les fatigues physiques.

Cette enfant a été soumise depuis lors à la médication ferrugineuse ; et malgré ce traitement, malgré un régime fortifiant, j'ai retrouvé, chaque année, chez elle, le signe pathognomonique de la chlorose. Maintenant elle a atteint l'âge de quinze ans, et elle est encore chlorotique.

Troisième observation.

En 1854, je constatai tous les signes de la chlorose, au plus haut degré, chez une petite fille d'un an : pâleur extrême, décoloration des muqueuses, mollesse des chairs; bruit de souffle continu dans les vaisseaux du cou, à droite et à gauche.

Je soumis cette enfant à l'usage des pastilles de chocolat ferrugineux (une ou deux par jour). Sous l'influence de ce traitement, la pâleur des téguments n'a pas tardé à diminuer, les chairs sont devenues plus fermes, et aucun accident n'est venu troubler la santé de l'enfant, ni à l'époque du sevrage, ni aux différentes phases de la dentition. Aujourd'hui elle a neuf ans et demi, elle est forte et bien constituée; mais, comme dans les deux cas précédents, on retrouve encore le bruit de souffle chlorotique dans les vaisseaux du cou.

Quatrième observation.

Une sœur de la précédente jeune fille, plus jeune qu'elle de dix-huit mois, a présenté les mêmes phénomènes de chlorose à l'âge de onze mois. Elle a été soumise au même traitement, sa santé s'est sensiblement améliorée; elle a maintenant huit ans, et elle présente toujours un bruit chloro-anémique.

Cinquième observation.

Chez un petit garçon de dix mois, dans la même famille, j'ai pu encore observer un état chlorotique bien caractérisé.

Mais l'enfant a été enlevé par une pleuro-pneumonie, avant que j'aie pu instituer le traitement ferrugineux.

Il est inutile de multiplier les faits. Les nombreuses observations que j'ai recueillies depuis huit ans ont entre elles une telle ressemblance, qu'il suffit d'en rapporter quelques-unes pour les faire connaître toutes.

Ces observations, sans y comprendre un grand nombre de faits que j'ai rencontrés à l'hôpital, forment un contingent de 68 cas, répartis de la manière suivante :

1° *Relativement au sexe :*

Garçons	27
Filles	41
Total	68

2° *Relativement à l'âge :*

Au-dessous de 1 an	3
De 1 an à 2 ans	17
De 2 ans à 3 ans	6
De 3 ans à 4 ans	5
De 4 ans à 5 ans	4
De 5 ans à 6 ans	6
De 6 ans à 7 ans	4
De 7 ans à 8 ans	7
De 8 ans à 10 ans	5
De 10 ans à 15 ans	11
Total	68

Ces chiffres prouvent : 1° Que la chlorose s'observe

dans l'enfance et qu'on la rencontre dès les premiers mois de la vie ;

2° Qu'elle est commune aux enfants de l'un et de l'autre sexe ;

3° Qu'elle est plus fréquente chez les filles que chez les garçons.

Il résulte aussi de ces données numériques que le nombre des enfants chlorotiques est assez considérable. Je regrette de n'avoir pas les éléments nécessaires pour en fixer exactement la proportion relative; mais je suis certain que je n'exagérerais pas si, m'en rapportant uniquement à mes souvenirs, j'établissais approximativement que les 8 dixièmes des enfants sont affectés de chlorose.

Ainsi qu'il résulte de mes observations, et comme on peut le voir dans les cas que je cite dans ce mémoire, la chlorose se manifeste chez les enfants *toujours* par le bruit de souffle pathognomonique, *assez souvent* par la décoloration des téguments, par l'abattement des forces, l'inaptitude aux mouvements et par divers troubles digestifs. Quant aux accidents nerveux, qu'on observe si fréquemment chez les jeunes filles chlorotiques, après l'âge de la puberté, ils sont très-rares chez les enfants.

CHAPITRE XI

INFLUENCE RÉCIPROQUE DE LA CHLOROSE SUR LE DÉVELOPPE-
MENT ORGANIQUE ET DE CELUI-CI SUR LA CHLOROSE.

L'insuffisance de la force de l'hématose, qui caractérise essentiellement, ainsi que je l'ai dit, l'état chlorotique, entraîne, comme conséquence à peu près
fatale, l'abaissement et l'insuffisance des autres forces
fonctionnelles.

La chlorose exerce une influence fâcheuse sur le
développement régulier de l'organisme. On ne saurait,
en effet, contester que les sujets chlorotiques ont une
enfance pénible, traînent même quelquefois une vie
languissante, subissent à un très-haut degré l'action
des causes morbifiques, et sont plus exposés que les
autres à tous les dérangements de la santé. En raison
du défaut de réaction, les maladies présentent chez eux
un caractère remarquable d'adynamie, et les conva-
lescences se montrent d'une lenteur inusitée. Souvent,
dans ces circonstances, on est surpris de voir les sujets
demeurer faibles et ne pas recouvrer les attributs de la
santé, en dépit d'une médication tonique et d'un régime substantiel. On cherche vainement la cause de ces
anomalies dans une diathèse ou dans une lésion organique grave. Auscultez les gros vaisseaux du cou, et

vous découvrirez le plus souvent la raison de ces phénomènes : la plupart de ces enfants sont chlorotiques.

On comprend, du reste, que ces effets doivent être très-variables dans leur intensité ; ils sont proportionnés au degré d'abaissement de la force de l'hématose. Lorsque cet abaissement est peu marqué, à peine en résulte-t-il quelque modification appréciable dans la santé, de telle sorte que l'état chlorotique peut passer inaperçu. Ce n'est que quand la chlorose est portée à un assez haut degré qu'apparaissent des troubles fonctionnels capables d'éveiller l'attention.

Si la chlorose exerce une action funeste sur le développement organique, celui-ci, par contre, produit sur l'état chlorotique une action généralement avantageuse. Quelquefois, en effet, lorsque l'enfant vit d'ailleurs au sein de conditions favorables, au fur et à mesure que celui-ci se développe et grandit, ses organes acquièrent plus de vigueur, ses fonctions s'accomplissent avec plus d'énergie et de régularité ; la force de l'hématose, jusqu'alors incomplète, se ranime et s'élève progressivement au taux physiologique. En même temps le sang recouvre ses qualités vivifiantes et reprend la proportion normale de ses éléments plastiques. C'est ainsi que tout rentre dans l'ordre, et que la chlorose guérit spontanément et par les seules ressources de la nature.

Mais si cette révolution salutaire ne s'opère point à l'époque de la puberté, celle-ci s'établit péniblement, et cette difficile période est traversée par mille accidents divers. Ces accidents s'observent particulièrement chez les filles, à cause de la fonction nouvelle qui marque l'âge pubère. Chez celles qui sont atteintes de chlorose, la menstruation s'établit difficilement et quelquefois même au milieu des orages les plus violents pour la santé. Quelques-unes ne peuvent point parvenir à être menstruées ; d'autres le sont mal et irrégulièrement. Chez les unes, les règles sont rares, peu abondantes, capricieuses dans leur apparition ; chez d'autres, elles se suppriment après un temps plus ou moins long, soit spontanément, soit sous l'influence d'une impression physique, comme celle du froid, soit sous l'influence d'une émotion vive, la frayeur, par exemple.

Dans ces différents cas, la dysménorrhée ou l'aménorrhée aggravent les phénomènes de l'état chlorotique, en déterminant les complications les plus sérieuses du côté des principales fonctions, et en particulier dans celles du système nerveux. Assez souvent c'est alors seulement qu'on fixe son attention sur les symptômes jusqu'alors cachés ou peu apparents de la chlorose. De là vient qu'on est généralement porté à attribuer à l'état chlorotique les troubles de la menstruation, tandis qu'en réalité la dysménorrhée et l'aménorrhée qu'on observe alors ne sont que la conséquence d'une chlorose préexistante, mais méconnue.

CHAPITRE XII

Le traitement de la chlorose varie suivant que cette maladie est simple ou compliquée.

Je m'occuperai d'abord du traitement de la chlorose simple.

Quand la chlorose se présente avec sa physionomie la plus simple ; quand elle est dégagée de tout épiphénomène, soit primitif, soit consécutif ; quand surtout elle ne s'accompagne d'aucune complication du côté des viscères digestifs, de l'appareil respiratoire, et, chez la femme, du côté des organes génitaux, alors la première indication à remplir, l'indication unique et prépondérante, c'est de remédier à l'appauvrissement du sang, c'est de relever la force de l'hématose et d'accroître la proportion des globules rouges.

Tous les moyens propres à tonifier l'économie, à activer les fonctions de circulation et de respiration, à aiguillonner les actes digestifs, à favoriser l'assimilation, à produire, en un mot, une stimulation physiologique constante dans les phénomènes organiques qui concourent à l'hématose ; tous ces moyens, dis-je, sont employés dans le traitement de la chlorose simple, soit isolément, soit d'une manière simultanée, suivant des indications secondaires que je vais faire connaître.

On pourrait donner à l'ensemble de ces moyens thérapeutiques le nom collectif de *médication anti-chlorotique*. Je les étudierai séparément et avec les détails que leur importance réclame.

I. — MÉDICATION INTERNE.

Ferrugineux.

C'est une opinion assez généralement accréditée et même soutenue par d'excellents esprits, que le fer est un spécifique pour la chlorose, qu'il est à cette maladie ce que le sulfate de quinine est à la fièvre palustre, ce que le mercure est à la syphilis.

Notre manière de voir en ce point diffère essentiellement de ce qui est communément professé. Nous croyons que le fer est impuissant à guérir la chlorose, c'est-à-dire à remédier avec une entière efficacité à l'insuffisance de la force de l'hématose. Et comment pourrait-on concevoir qu'un agent médicamenteux, quel qu'il fût, pût corriger, pour ainsi dire, la disposition organique vicieuse d'où dépend l'abaissement de la force qui fait le sang? Cet état défectueux de l'économie ne peut être modifié que par le développement successif et régulier de l'organisme; c'est donc, comme nous l'avons déjà dit plus haut, sponta-

nément et par les ressources de la nature que la chlorose guérit le plus souvent.

Que si jusqu'à présent on a exagéré l'efficacité des
martiaux dans la chlorose, c'est qu'on a trop tôt perdu
de vue les malades, et qu'on a pris des améliorations
passagères pour des cures complètes ; c'est qu'on a
généralement confondu la chlorose avec l'anémie ;
c'est encore parce qu'on n'a guère observé la chlorose
et étudié les effets du fer que sur des sujets ayant dé-
passé l'âge de la puberté. Qu'en résulte-t-il ? C'est qu'à
cet âge, la chlorose s'amendant le plus souvent d'elle-
même, on attribue à la puissance du remède ce qui
est un bénéfice de nature.

Mais, en étudiant la chlorose chez les enfants, on
ne tarde pas à se convaincre de la non-spécificité des
préparations ferrugineuses. Chez tous les enfants
qu'il m'a été donné d'observer, je me suis assuré,
par une longue expérimentation, que le traitement
habituel de la chlorose ne fait qu'améliorer l'état de
la constitution, sans relever complétement la force
de l'hématose. Bien plus, j'ai fait la même remarque
chez les chlorotiques adultes, en qui les efforts de la
nature n'avaient pas triomphé, à l'âge de la puberté,
de la faiblesse organique qui rendait insuffisante, chez
eux, la force de sanguification. En effet, chez ces
sujets, comme chez les enfants, la santé est relativement excellente, et parfaite en apparence, tant qu'ils
sont soumis à l'administration du fer ; mais si l'on

vient à cesser pendant un temps assez long l'usage des ferrugineux, la chlorose, qui n'est que diminuée, reprend le dessus, et les phénomènes qui la caractérisent reparaissent quelquefois avec une surprenante intensité.

De ce que les moyens thérapeutiques sont impuissants à guérir la chlorose, et de ce que les ferrugineux sont incapables d'y remédier d'une manière absolue, ce n'est pas à dire que le médecin doive s'abstenir et tout attendre des efforts de la nature.

On doit au contraire intervenir, et pour deux raisons : d'abord pour empêcher la chlorose d'augmenter d'intensité, puis pour venir en aide à la curation spontanée. Or, ce sont là les deux résultats importants que l'on est en droit d'attendre de la médication ferrugineuse.

Je conclus donc que si le fer n'est pas le spécifique de la chlorose, il en est jusqu'à présent le meilleur palliatif.

C'est le premier et le plus efficace des toniques. C'est l'agent par excellence de la médication antichlorotique.

Il s'emploie sous les formes et dans les états les plus variés.

Une division fondamentale en thérapeutique est celle qui distingue les ferrugineux en *insolubles* et *solubles*.

Les préparations ferrugineuses insolubles sont : la

limaille de fer, le fer réduit par l'hydrogène, les oxydes de fer, et le tannate de fer.

Les préparations solubles sont : le carbonate ferreux, le sulfate de fer, les tartrates ferreux et ferrique, le tartrate ferrico-potassique, le pyrophosphate de fer, le citrate, le lactate, l'acétate, l'iodure et le perchlorure de fer.

Le fer et ses composés s'administrent sous des formes très-diverses : 1° en *poudres* (poudre cachectique d'Hartmann, p. de Menzer, p. de Quesneville); 2° en *pilules* (pil. de Swediaur, de Sydenham, de Griffith, de Blaud, de Vallet, de Blancard); 3° en *boules* (boules de Mars ou de Nancy); 4° en *tablettes*, en *pastilles*, en *dragées* (tabl. martiales, tabl. de Soubeiran, drag. et past. de Quevenne et Miquelard, de Gélis et Conté); 5° en *sirop* (sirop chalybé de Willis, sirop ferrugineux de Mialhe, de Féral, etc.); 6° en *solution aqueuse* (eau martiale de Trousseau, eau ferrée gazeuse de Mialhe, les eaux minérales de Spa, Bussang, Forges, Passy, Auteuil, Pyrmont, Orezza, et quelques sources de Vichy, d'Évian, de Luxeuil, de Néris, de Bagnères-de-Bigorre, etc., lesquelles sont de véritables solutions hydro-ferrugineuses); 7° en *solution alcoolique* (teintures de Mars, de Ludwig, de Bestuchef, de Klaproth); 8° en *solution vineuse* (vin chalybé, etc.); 9° en *biscuits* ou en *pains* (pains de Gagnière).

Les préparations ferrugineuses se prennent rarement à jeun. Il vaut mieux les prendre au moment des repas. De cette manière, elles peuvent exercer une influence doublement favorable. Par leur action locale, elles stimulent la muqueuse de l'estomac, appellent la sécrétion gastrique, peut-être même excitent la contraction plus énergique de la tunique musculaire, et favorisent ainsi le travail de la digestion stomacale. Enfin, elles se mêlent intimement au chyme, s'identifient avec les substances solubles, et passent avec elles dans le torrent de la circulation.

Le fer se donne à des doses variables, suivant l'âge, le sexe, la tolérance individuelle et le degré de la chlorose.

Bien que nous ayons constaté l'existence de la chlorose chez des enfants à la mamelle, nous ne conseillons pas de leur administrer directement de préparation ferrugineuse jusqu'à l'âge d'un an. Il vaut mieux, comme on le fait pour la médication mercurielle, agir par voie indirecte, et soumettre la nourrice à la médication martiale. S'il est vrai que le fer soit absorbé et passe dans le sang (et je partage l'opinion de ceux qui admettent l'affirmative), il doit exercer une influence bienfaisante sur les produits de sécrétion, et par conséquent sur le lait. L'analogie, d'une part, et l'induction physiologique, d'autre part, autorisent à présumer que le nourrisson pourrait tirer quelque bénéfice de la médication ferrugineuse suivie par la nourrice.

Je ne veux pas insister trop fortement sur ce point,

ni accorder une importance exagérée à cette vue thérapeutique; mais, pourtant, je crois qu'il est toujours utile de prescrire le fer à la nourrice, quand elle-même présente quelque signe de chlorose ou les attributs d'une constitution délicate ; dans tous les cas, en un mot, où l'on peut supposer qu'un enfant chlorotique ne trouve pas dans le lait de la nourrice toutes les qualités nécessaires pour neutraliser les fâcheux effets de la chlorose et pour donner au sang une partie des éléments qui lui manquent.

. Alors l'indication est formelle, et le fer, dans ce cas, est nécessaire à la nourrice et incontestablement profitable à l'enfant.

On peut administrer les préparations ferrugineuses directement aux enfants dès l'âge d'un an.,

Le fer réduit par l'hydrogène est l'agent qui convient le mieux à cet âge, à cause de son extrême division et de son défaut de saveur. On le prescrit sous forme de tablette, de pastille ou de dragée, à la dose de 5 centigrammes par jour.

Chez les enfants plus âgés, on peut couper le lait avec une quantité suffisante d'eau minérale ferrugineuse, ou encore donner de l'eau ferrée dans un peu de chocolat léger.

Les pains et les biscuits ferrugineux sont également des préparations commodes et avantageuses dans la médecine des enfants chlorotiques.

A mesure que l'enfant grandit, on augmente la

dose du médicament ferrugineux. Pour les enfants de deux à quatre ans, on la porte de 5 à 10 centigrammes par jour ; de 10 à 20 centigrammes, de quatre à six ans ; de 20 à 30 centigrammes, de six à dix ans ; de 30 à 40 centigrammes, de dix à quinze ans ; de 40 à 50 centigrammes, et même 1 gramme, chez le jeune homme et chez l'adulte.

Au reste, ces doses n'ont rien d'absolu ; elles doivent varier suivant d'autres circonstances, d'autres conditions, et même suivant certaines règles que j'exposerai sommairement.

En général, et toutes choses égales d'ailleurs, le sexe n'exerce par lui-même aucune influence sur l'administration et le dosage des préparations ferrugineuses. Cependant, en raison de la plus grande délicatesse des femmes, de l'énergie moindre de leurs organes digestifs, de leur appétit relativement inférieur à celui de l'homme, et de la plus petite quantité d'aliments qu'elles prennent, on doit leur prescrire le fer à des doses un peu moins élevées.

Mais la condition qui prime toutes les autres et dont il faut le plus tenir compte dans le mode d'administration du fer, c'est la *tolérance* de l'estomac et des autres viscères intestinaux pour les préparations de ce métal.

On peut dire que c'est là une condition essentielle, fondamentale, celle qui doit servir de mesure à la médication ferrugineuse et qui en domine les indications.

Je ne veux point parler ici de l'intolérance provenant, soit d'une lésion organique de l'estomac ou des intestins, soit de l'altération de quelque organe éloigné. Je traiterai particulièrement ce sujet en m'occupant de la thérapeutique de la *chlorose compliquée.*

Je ne veux parler, dans ce moment, que de cette forme d'intolérance qu'on pourrait appeler idiosyncrasique et que n'explique pas un état morbide spécial des viscères digestifs. Ces cas sont relativement assez rares ; mais, enfin, on les rencontre encore assez souvent pour qu'il soit utile de les signaler.

Certains sujets, en effet, supportent difficilement le fer. Ce médicament produit chez les uns des douleurs d'estomac, des crampes, des tiraillements pénibles ; chez d'autres, un sentiment de chaleur ou même de brûlure, de courte durée ; chez quelques-uns, des renvois acides, des aigreurs, des éructations nidoreuses, des pesanteurs d'estomac, un sentiment de distension et de gêne dans cette région, des digestions lentes et difficiles, enfin tous les phénomènes de la dyspepsie, et bientôt ceux de l'anorexie, bouche pâteuse, langue saburrale, diminution et perte de l'appétit.

Chez certains malades, le fer réagit surtout sur le tube intestinal, et exerce une action fâcheuse sur la seconde phase de la digestion ; de là des coliques, des borborygmes, des gargouillements, de la diarrhée.

Mais le plus souvent, on le sait, le fer amène la constipation, par suite de l'action astringente qu'il exerce sur la muqueuse digestive.

L'usage du fer peut déterminer encore chez certaines personnes des pesanteurs de tête, des céphalées frontales, et même une légère excitation fébrile.

Quand la tolérance s'établit facilement, l'administration des ferrugineux ne réclame aucune précaution particulière. On peut prescrire indifféremment une des formes énumérées plus haut, celles surtout dont l'expérience a le mieux démontré l'efficacité. Mais, dans aucun cas, on ne doit trop élever la dose des préparations ferrugineuses, quel que soit le degré de tolérance des chlorotiques. Je ne puis approuver la méthode de quelques praticiens qui portent la dose des ferrugineux jusqu'à 2 et 3 grammes par jour. Une dose aussi élevée est ou inutile ou nuisible. L'expérience, en effet, démontre qu'une très-faible quantité de fer est absorbée et passe dans le torrent circulatoire ; le superflu chemine dans le canal intestinal et est éliminé par les garderobes avec le résidu de la digestion. Les fortes doses sont donc inutiles. Mais elles peuvent aussi devenir nuisibles en agissant sur la muqueuse digestive comme un corps étranger, dont le contact peut déterminer à la longue, soit un simple sentiment de gêne ou de fatigue, soit un véritable état d'irritation ou même d'inflammation légère. Je crois qu'en général, chez l'adulte, on ne doit pas dépasser la dose de 80 centigrammes à 1 gramme dans les vingt-quatre heures.

Chez les sujets doués de la susceptibilité gastro-intestinale dont il a été question plus haut, chez ceux aussi dont l'intolérance pour le fer se traduit par des troubles circulatoires ou une perturbation des centres nerveux, l'administration de ce médicament réclame les précautions les plus grandes et la réserve la plus prudente.

Dans ces cas difficiles, il faut toujours commencer par des doses très-faibles et ne les augmenter que d'une manière graduelle.

Mais là n'est pas encore le point le plus délicat et le plus embarrassant. C'est surtout dans le choix de la préparation que le médecin doit apporter le plus de soin et le plus de circonspection. Quelle que soit son habileté, il parvient rarement à tomber d'emblée sur la forme la plus convenable et la mieux adaptée, pour ainsi dire, à l'idiosyncrasie du malade. Ce n'est que par des essais souvent répétés, par des tâtonnements persévérants, qu'on arrive à déterminer s'il est opportun de prescrire une préparation soluble ou une préparation insoluble, le fer métallique ou une de ses combinaisons salines, etc.

Souvent il faut beaucoup de temps et de patience pour arriver à cette détermination ; mais, dans aucun cas, le médecin ne doit se décourager ni se hâter de renoncer à l'usage du fer. Il doit recourir à tous les moyens que la thérapeutique met entre ses mains pour établir la tolérance de cet utile et précieux médicament.

En général, quand le fer est mal supporté, on l'associe à quelque autre agent thérapeutique qui en rend l'administration possible.

Le choix de cet agent varie suivant les indications fournies par la nature des accidents ou des phénomènes par lesquels se traduit l'intolérance.

Dans les cas où la susceptibilité gastro-intestinale se manifeste par des phénomènes douloureux ou névralgiques (crampes, tiraillements, etc.), les préparations ferrugineuses peuvent s'associer avec l'extrait de jusquiame ou l'extrait thébaïque (à très-petite dose, 1 centigramme au plus), l'extrait de valériane (à la dose de 5 à 10 centigrammes), l'extrait de menthe, la thériaque, le diascordium, l'éther (sous forme de perles, etc.).

L'extrait thébaïque, le diascordium, la thériaque, conviennent également, dans les cas rares d'ailleurs, où le fer produit de la diarrhée.

Dans les circonstances plus communes où le fer amène la constipation, on lui associe une petite dose de rhubarbe, de jalap ou d'aloès.

Quand le fer donne lieu aux phénomènes de dyspepsie ou d'anorexie notés plus haut, on administre concurremment diverses substances amères, telles que les préparations de gentiane, de quinquina, de quassia amaria, de colombo, de petite centaurée; on prescrit encore avec un grand avantage certaines eaux minérales, naturelles ou artificielles, alcalines ou aci-

dules et gazeuses, telles que les eaux de Vichy, de
Pougues, de Bussang, de Saint-Galmier, de Soultzmatt,
de Condillac, d'Alet, de Seltz, de Renaison, etc.

Je ne m'étendrai pas davantage sur ce sujet, parce
qu'il sera plus longuement question de la médication
auxiliaire, à propos du traitement de la chlorose compliquée.

' D'après ce que j'ai dit de la nature de la chlorose,
de sa marche et de l'impuissance de nos moyens thérapeutiques pour en amener la guérison complète , on
comprend que la médication ferrugineuse doit être
continuée longtemps et d'une manière persévérante,
mais avec des alternatives d'interruption et de reprise.

Les interruptions doivent être fréquentes chez les
malades qui offrent des signes d'intolérance; mais à
mesure que la tolérance s'établit, l'administration du
fer doit être de plus en plus prolongée et plus rarement suspendue.

Chez les chlorotiques qui tolèrent bien la médication
martiale, j'ai l'habitude, en général, de prescrire le
fer par périodes de deux ou trois mois, séparées par
des intervalles de quinze ou vingt jours, durant lesquels
l'usage du fer est suspendu. Je ne donne pas cette
règle comme absolue; car, avant tout, elle doit être
subordonnée aux résultats obtenus. Si l'amélioration
est rapide, on peut interrompre plus tôt l'administration du fer ; si, au contraire, les effets de la médication sont lents et peu sensibles, il faut prolonger l'usage

du fer au delà du terme habituel, et jusqu'à ce qu'on observe un amendement notable des phénomènes morbides.

Les interruptions doivent être réglées sur la durée des effets du traitement. Il est nécessaire de surveiller attentivement les malades, et de ne pas attendre, pour revenir à l'emploi des ferrugineux, que le chlorotique ait perdu le bénéfice du traitement antérieur et que la maladie ait repris le dessus.

Quant à la durée totale du traitement, il est impossible d'en fixer les limites. L'opiniâtreté de la chlorose, son apparition dès les premières années de la vie, la promptitude avec laquelle les accidents se reproduisent dès qu'on suspend la médication ferrugineuse, obligent le plus souvent à continuer l'usage du fer jusqu'à l'entier développement de la puberté, c'est-à-dire jusqu'à l'âge où, par suite de l'évolution organique, les fonctions de l'hématose acquièrent plus d'énergie et rendent au sang ses qualités normales.

Cependant il est des sujets, ainsi que je l'ai dit plus haut, chez lesquels les efforts de la nature ne parviennent pas à triompher complétement de la faiblesse originelle des organes de l'hématose; il devient alors nécessaire de les soumettre de temps en temps à la médication ferrugineuse pendant une grande partie de leur existence.

Alimentation azotée.

Parmi les substances reconstituantes du sang, il convient de placer les aliments, particulièrement les viandes et les matières azotées. Je ne ferai que les signaler ici pour mémoire, me proposant d'en parler plus longuement à l'occasion du régime.

Médication auxiliaire.

Il ne suffit pas, pour combattre la chlorose, de fournir à l'économie les éléments propres à opérer la reconstitution du sang ; il importe encore de donner aux organes de l'hématose la force et la tonicité nécessaires pour l'accomplissement d'une fonction si complexe.

Dans ce but, on est souvent obligé de recourir simultanément à l'emploi des toniques et des ferrugineux. La médication tonique vient alors en aide à la médication ferrugineuse, et en est à la fois l'adjuvant le plus utile et le complément le plus efficace.

Toniques.

Les toniques les plus généralement employés sont, comme on sait :

1° Parmi les *amers*, le quinquina et ses diverses préparations (vin, teinture, infusion, macération, sirop, extrait, poudre, etc.); — le quassia amara, le simarouba, le colombo, la rhubarbe, la gentiane, la petite centaurée, l'écorce d'oranges amères, etc.

2° Parmi les *toniques diffusibles*, le vin et toutes les boissons alcooliques, le café, le thé, l'absinthe, la menthe, la cannelle, la camomille, l'armoise, la mélisse, la sauge, l'angélique, etc.

J'ai déjà parlé de quelques-unes de ces substances dans le paragraphe précédent, et j'ai dit comment on peut les associer aux préparations ferrugineuses pour en rendre la tolérance plus facile.

Dans ces cas, les toniques amers ou diffusibles jouent, pour ainsi dire, un rôle accessoire. Mais là ne se borne pas l'indication de leur emploi dans la chlorose; aussi ont-ils, comme le fer, une part très-grande et très-directe dans la thérapeutique de cette affection.

Toniques amers.

Les amers conviennent à tous les chlorotiques, à moins de contre-indications formelles tirées de l'état d'irritation des organes digestifs. Ces préparations exercent une action stimulante locale, et luttent efficacement contre l'atonie des viscères résultant de la pauvreté du sang. Elles éveillent l'appétit, activent les sécrétions de la muqueuse gastro-intestinale, provoquent des contractions plus énergiques dans la tunique musculeuse, rendent l'absorption plus prompte et plus facile, en définitive régularisent les phénomènes digestifs et leur impriment une énergie et une activité salutaires.

Les amers, sous forme de poudre, s'administrent souvent au moment des repas; on donne, par exemple, la poudre de quinquina et celle de gentiane à la dose de 50 centigrammes à 1 gramme; celle de colombo, de 25 à 50 centigrammes; celle de quassia amara, de 15 à 20 centigrammes; celle de rhubarbe, de 5 à 10 centigrammes.

Les autres préparations doivent être prises à jeun, quinze ou trente minutes avant le repas, dans le but de préparer l'estomac au travail digestif.

Les vins de quinquina, de gentiane et de rhubarbe se prescrivent à la dose de 15 à 30 grammes (une ou deux cuillerées à bouche).

La provenance du vin n'a par elle-même aucune importance thérapeutique; mais tous les vins ne sont pas également bien supportés par l'estomac. Certains sujets tolèrent plus facilement le vin de quinquina au bordeaux; d'autres, les vins dépouillés de principes astringents, tels que les vins de Madère et de Malaga.

Quelques personnes ne peuvent point supporter le vin à jeun. Alors, au lieu de le prescrire avant le repas, on doit le faire prendre immédiatement après.

Les toniques amers sont rarement employés dans la chlorose sous la forme de teintures. Quand on a recours à ces préparations, on les donne, soit dans une potion appropriée, soit plus simplement dans une petite quantité d'eau sucrée, immédiatement avant ou après le repas, à la dose d'une ou de deux cuillerées à café.

Il est des malades qui ne peuvent tolérer ni les poudres, ni les teintures, ni les vins amers. On a recours alors aux préparations suivantes :

Macérations. — On fait macérer pendant deux ou trois jours 30 grammes de quinquina concassé, ou de copeaux de quassia amara, ou de racine de gentiane dans un litre d'eau, et l'on prend un demi-verre de cette préparation un peu avant le repas. Depuis quelque temps on a imaginé des gobelets de quassia amara qui remplacent avantageusement la macération de cette substance. On les emplit d'eau ou de vin, que l'on boit au bout d'un quart d'heure ou d'une heure, suivant le degré d'amertume qu'on veut obtenir. Assez souvent on se sert de ces gobelets pendant les repas.

Extraits. — Ils s'administrent en pilules, depuis 20 centigrammes jusqu'à 1 gramme.

Sirops. — Les sirops de gentiane, de quinquina et d'écorce d'oranges amères se prennent à la dose d'une à deux cuillerées à bouche, soit purs, soit mélangés avec de l'eau ou avec quelque infusion aromatique.

C'est principalement sous cette forme qu'il convient d'administrer les amers aux enfants.

En général, on ne prescrit les préparations amères aux enfants chlorotiques qu'après l'âge de quinze à dix-huit mois. On commence par une cuillerée à café matin et soir; on augmente graduellement la dose à mesure que l'enfant grandit.

Toniques diffusibles.

Je me borne à mentionner ici le vin et les boissons fermentées, dont il sera question bientôt, à l'occasion du régime. Il me suffit de dire, dès à présent, que le vin, le bon vin est toujours utile aux malades atteints de chlorose simple. Le café et le thé sont quelquefois avantageusement employés aussi pour produire une stimulation générale de l'économie et secouer l'espèce de torpeur ou d'engourdissement qui caractérisent certains chlorotiques.

Quant à la teinture de cannelle et aux infusions aromatiques de menthe, de mélisse, de camomille, d'absinthe, d'armoise, de sauge, d'angélique, etc., on les donne lorsqu'il est nécessaire d'exercer une action stimulante à la fois locale et générale. Ces substances ont, en effet, le privilége d'agir sur les organes digestifs à la manière des toniques, sans produire toutefois une action aussi durable, c'est-à-dire d'activer passagèrement les fonctions de ces organes, et en même temps de déterminer une réaction générale souvent favorable.

Il est rare qu'on les prescrive d'une manière continue ou prolongée. Ordinairement ils sont administrés soit pour remplir une indication pressante et actuelle, soit pour satisfaire à une indication plus durable, mais toujours assez bornée.

Les toniques diffusibles se prennent tantôt à jeun, comme la camomille, la mélisse, la sauge, l'armoise, l'angélique, etc.; — tantôt pendant le repas, comme le vin ; — tantôt à la fin du repas, comme le café, les liqueurs, telles que l'anisette, le curaçao, la chartreuse, etc.; — tantôt enfin, une ou plusieurs heures après le repas, le plus souvent trois heures, c'est-à-dire vers la fin de la digestion stomacale, comme le thé et les autres infusions aromatiques déjà citées.

Ces substances sont données ordinairement en boisson ; mais dans quelques cas spéciaux, on peut les administrer en lavement. On a recours particulièrement aux lavements vineux, préconisés par Aran, lorsque l'estomac, en raison de son extrême irritabilité, tolère difficilement le vin. Ces lavements se composent soit de trois parties d'eau et d'une partie de vin, soit de parties égales d'eau et de vin. On doit choisir de préférence le vin de Bordeaux. Inutile de dire qu'il faut préalablement débarrasser le rectum à l'aide d'un lavement simple.

Le pouvoir absorbant de la muqueuse du gros intestin justifie ce mode d'administration du vin et en explique l'efficacité.

Toniques névrosténiques.

Les préparations de noix vomique, de strychnine, de brucine, de fève de Saint-Ignace ou de fausse angusture conviennent rarement aux chlorotiques.

Elles sont formellement contre-indiquées lorsqu'il existe un éréthysme nerveux très-prononcé.

Mais elles peuvent être utiles au contraire pour combattre une atonie locale ou une prostration générale et pour réveiller les forces organiques qui concourent aux fonctions de l'hématose.

La noix vomique se prescrit sous forme de poudre, à la dose de 1 à 3 centigrammes ; d'extrait, à la dose de 5 à 10 milligrammes ; de teinture (rarement employée à l'intérieur) à la dose de 1 à 2 gouttes.

La strychnine et le sulfate de strychnine se donnent à la dose de 1 à 5 milligrammes, en solution aqueuse, en pilules, en sirop ou en poudre, mélangés avec du sucre.

La brucine s'emploie à une dose plus élevée que la strychnine (de 5 à 10 milligrammes).

On a rarement recours à la fausse angusture et à la fève de Saint-Ignace. Ces substances s'administrent à peu près aux mêmes doses et de la même manière que la noix vomique.

Les préparations strychnées doivent être prises soit

au moment même du repas, soit dix minutes ou un quart d'heure avant.

L'emploi de ces agents dangereux réclame une vigilance scrupuleuse. Il faut commencer par les plus petites doses et n'augmenter que progressivement et avec la plus grande circonspection, en ayant soin d'en surveiller attentivement les effets. Il est nécessaire de ne pas insister longtemps sur ces remèdes ; on doit en suspendre ou en interrompre l'usage dès qu'ils ne sont plus indiqués d'une manière formelle.

L'administration de ces médicaments à l'intérieur peut être remplacée quelquefois avec avantage par leur application externe, sous forme de pommades ou de teintures, employées en frictions soit sur le rachis, soit sur la région abdominale.

II. — MÉDICATION EXTERNE.

Indépendamment des agents thérapeutiques qui viennent d'être exposés et qui, administrés à l'intérieur, agissent soit localement pour activer les fonctions digestives, soit sur la crase même du sang après avoir été absorbés, il est encore une série de moyens destinés à modifier l'économie par l'action énergique qu'ils exercent sur l'enveloppe cutanée, sur le système musculaire, sur la circulation et sur l'innervation. Telles sont la balnéothérapie et la gymnastique, dont je ne parlerai, bien entendu, qu'au point de vue particulier du traitement de la chlorose.

Balnéothérapie.

Envisagée sous ce rapport spécial, la balnéothérapie a pour but de relever les forces de l'économie et d'imprimer aux fonctions organiques une plus grande activité.

Elle comprend : les bains simples ou composés, les bains de piscine, les bains de rivière, les bains de mer, les bains thermaux, l'hydrothérapie et ses différents procédés.

Bains simples. — Pour être efficaces dans la chlorose, ces bains doivent être de courte durée et pris à une température peu élevée.

Les bains chauds produisent un effet débilitant et entièrement opposé à celui qu'on cherche à obtenir ; et, sauf quelques exceptions, ils ne conviennent pas aux chlorotiques.

Les bains frais, au contraire, déterminent sur la peau une action stimulante qui, transmise de la périphérie aux centres nerveux, retentit dans tous les organes, et, par une réaction salutaire, leur donne l'activité fonctionnelle dont ils ont besoin.

La température des bains simples frais varie entre

26 et 30 degrés centigrades, suivant les saisons, suivant les âges et les dispositions individuelles.

Toutes choses égales d'ailleurs, les bains frais sont mieux tolérés dans les saisons chaudes que pendant les saisons froides. Aussi doit-on n'y avoir recours qu'avec une grande prudence en hiver.

Les enfants sont généralement très-sensibles à l'impression du froid, et chez eux la réaction est lente à s'établir. De là peuvent résulter des accidents sérieux, caractérisés surtout par des congestions viscérales ou même des phlegmasies aiguës. Aussi l'emploi des bains frais dans l'enfance commande-t-il une extrême réserve. On ne doit y avoir recours que très-rarement et seulement pour les chlorotiques de la seconde enfance, ceux qui ont atteint l'âge de dix ans au moins.

Il est nécessaire de procéder encore avec ménagement à l'égard de certains sujets qui, en dehors de toute influence d'âge et par le seul fait de leur disposition organique, manifestent une répugnance très-marquée pour l'eau froide. Il serait imprudent de chercher à triompher brusquement de cette répugnance ; il faut s'efforcer de la vaincre progressivement, en accoutumant peu à peu l'économie au contact de l'eau fraîche.

Chez les enfants et chez les adultes doués d'une certaine susceptibilité, tels que ceux dont je viens de parler, on parvient à établir la tolérance en leur faisant prendre des bains gradués, dont la température est abaissée d'une manière progressive, en commençant par la température des bains ordinaires (35 degrés centigrades) et en descendant degré par degré jusqu'à celle des bains frais (26 degrés centigrades).

Outre la température il importe, pour arriver à des résultats utiles, de tenir compte de la durée des bains frais. La réaction se produit d'autant plus vite et d'autant plus sûrement que la durée du bain est plus courte. Un bain frais prolongé déprime les forces, engourdit le système nerveux et retarde ou entrave la réaction.

La durée la plus ordinaire des bains frais varie entre cinq et quinze minutes.

Ici encore il est essentiel de prendre en considération l'âge et la susceptibilité individuelle, et de proportionner la durée du bain au degré de tolérance des malades.

La durée des bains frais doit encore varier suivant leur température. Plus le bain est froid, moins il doit être prolongé, et *vice versâ*.

Immédiatement après la sortie du bain, on s'efforce de rappeler la chaleur vers la surface cutanée et de hâter le moment de la réaction, en pratiquant sur la peau des frictions avec un linge sec et rude, en enveloppant le malade dans un drap convenablement chauffé, ou mieux encore dans une couverture de laine. Une promenade, un exercice modéré sont encore des moyens propres à favoriser la réaction.

Bains de piscine. — Ces bains, qui présentent les mêmes conditions de température que les bains ordinaires, ont sur eux l'avantage de permettre au malade des mouvements qui s'opposent à un abaissement trop brusque de la chaleur du corps, rendent moins pénible l'impression de l'eau froide et disposent l'économie à une réaction plus rapide.

Les bains de piscine doivent donc être préférés aux bains ordinaires, toutes les fois qu'il est possible d'y avoir recours.

Les règles que nous avons posées pour les bains ordinaires sont applicables aux bains de piscine.

Bains de rivière. — Ces bains sont également utiles aux chlorotiques toutes les fois qu'aucune lésion n'en contre-indique l'emploi. Il est superflu de dire qu'ils ne doivent être prescrits que dans les saisons chaudes et lorsque l'eau des fleuves et rivières a atteint une température de 18 à 20 degrés.

Il résulte du courant de l'eau et de son renouvellement incessant une plus grande déperdition de calorique à la surface du corps, une sensation de froid plus intense et plus répétée et, par suite, une stimulation générale plus énergique. Mais pour que cet effet salutaire se produise, il faut que le bain soit de courte durée et qu'il ne se prolonge pas au delà de huit ou dix minutes. Le malade peut séjourner plus longtemps dans l'eau s'il exécute des mouvements actifs et surtout s'il peut se livrer à l'exercice de la natation. Encore doit-il éviter la fatigue et ne pas dépasser vingt ou trente minutes.

Les frictions, la marche, les mouvements, que j'ai recommandés plus haut, ajoutent également à l'efficacité des bains de rivière.

Les bains de piscine et les bains de rivière conviennent surtout aux jeunes gens et aux adultes ; mais on peut aussi les prescrire aux enfants dès l'âge de deux ou trois ans, lorsque l'état de leur constitution le permet, et à la condition de ne pas en prolonger la durée au delà de deux ou trois minutes.

Je n'ai pas besoin de répéter ce que j'ai dit à l'occasion des bains ordinaires sur la nécessité de tenir compte des susceptibilités individuelles et de recourir à des précautions spéciales pour triompher de la répugnance de certains malades, et amener chez eux une sorte de tolérance suffisante.

Chez quelques chlorotiques, la faculté de calorification est tellement abaissée, qu'ils ne sont pas en état de supporter une soustraction trop grande et trop subite de chaleur. Ces sujets, à peine plongés dans l'eau froide, sont saisis d'un froid violent, deviennent cyanosés comme si la circulation était sidérée, et l'on éprouve souvent les difficultés les plus grandes à réta-

blir chez eux le cours du sang, à ramener la chaleur
et à combattre cet état d'asphyxie imminente. Dans
ces cas, les bains froids doivent être formellement
proscrits.

Bains composés. — Les bains composés agissent
non-seulement par leur température, mais surtout par
les substances médicamenteuses qu'ils renferment.
Leur action varie suivant la nature de ces substances,
qui, pour le traitement de la chlorose, doivent être
choisies exclusivement parmi les agents de la médication tonique.

Ces bains, empruntant leur efficacité plus encore à
leur composition qu'à leur température, doivent être
assez chauds pour que le malade puisse y séjourner
au moins une demi-heure. — Leur température habituelle varie entre 32 et 34 degrés centigrades.

Les bains composés conviennent aux chlorotiques
qui supportent difficilement l'impression de l'eau
froide. Ils remplacent utilement les bains froids pendant
l'hiver.

Les substances le plus habituellement employées
sont : les plantes ou espèces aromatiques (sauge,
lavande, romarin, menthe, etc.); les balsamiques
(essence de térébenthine); le sel marin; le carbonate
de soude; le sulfate de fer; le polysulfure de potass-
sium (bains sulfureux); le carbonate ou l'acétate d'ammoniaque; la gélatine (bains gélatineux); le sulfure

de potassium et la gélatine associés (bains gélatino-sulfureux); le vin ou le marc de raisin ; le vinaigre ; l'alcool ; la moutarde (bain sinapisé); le sel de Pennès.

Toutes ces variétés de bains n'ont pas une importance égale et ne sont pas employées avec la même fréquence dans la chlorose simple. Ceux auxquels on a recours le plus généralement dans ce dernier cas, sont, sans contredit, les bains salés, les bains alcalins, les bains ferrugineux, les bains sulfureux et les bains de Pennès, qui, grâce à une heureuse association, renferment à la fois des agents aromatiques, balsamiques et salins.

On varie les doses des substances dans les bains suivant l'âge des sujets et l'intensité des effets qu'on veut obtenir. Les doses *maxima* sont : pour le sel marin, 2 kilogrammes; pour le carbonate de soude, 500 grammes; pour le sulfate de fer, 500 grammes; pour le polysulfure de potassium, 125 à 150 grammes; pour les bains de Pennès, 250 grammes.

Les bains aromatiques, balsamiques, sinapisés, vineux, alcoolisés, ammoniacaux, s'emploient beaucoup plus rarement dans la chlorose, et presque toujours pour satisfaire à quelque indication particulière, comme il arrive dans la chlorose compliquée.

Hydrothérapie. — Nous ne saurions mieux faire, pour poser nettement les indications de l'hydrothérapie et pour en déterminer le rôle véritable et le mode d'action dans la chlorose, que de rappeler ici quelques-uns des principes énoncés dans le remarquable *Traité* de M. L. Fleury :

« C'est à titre d'agent excitant, dit ce médecin, que l'eau froide doit être mise en usage contre la chlorose, et son effet sédatif doit être évité avec soin, sous peine de faire beaucoup plus de mal que de bien aux malades. Pour obtenir l'action excitante, il faut que la température de l'eau soit suffisamment basse (8 à 12 degrés centigrades), et que les douches soient puissantes, afin que l'effet si utile, si nécessaire de la *percussion* vienne s'ajouter à celui du *froid*, pour provoquer la réaction. Il faut que la durée des applications, générales ou partielles, d'eau froide soit constamment proportionnée à la puissance de réaction du sujet ; car cette réaction est l'instrument exclusif de la guérison : si elle ne se produit point, le traitement reste complétement inefficace, ou devient même la cause d'accidents plus ou moins graves. »

Comme on le voit, ces principes sont entièrement en harmonie avec ceux que nous avons nous-même établis plus haut.

M. Fleury accorde une préférence marquée à l'emploi des douches froides dans le traitement de la chlorose. On ne saurait nier, en effet, la supériorité thérapeutique de ce procédé, qui agit tout ensemble par la température de l'eau et par l'effet mécanique de la percussion sur le tégument externe, d'où résulte une double influence sur le réseau capillaire d'une part et sur la périphérie nerveuse d'autre part. A ce titre, les douches conviennent principalement dans les cas rebelles, où des moyens plus simples n'auraient aucune efficacité.

Les douches doivent être administrées chez les chlorotiques sur toute la surface du corps. On obtient ce résultat soit par la douche en pluie, soit par la douche en jet promenée successivement et avec rapidité sur toutes les régions de la peau, en commençant par les extrémités inférieures.

Souvent on donne simultanément ces deux sortes de douches.

La durée de la douche varie, suivant le degré de susceptibilité des sujets, depuis quelques secondes jusqu'à une, deux et trois minutes au plus.

La température de l'eau, selon M. Fleury, doit être de 8 à 12 degrés centigrades. Nous croyons que cette règle souffre des exceptions, et que pour quelques chlorotiques trop impressionnables à l'action de l'eau froide, il est utile d'en graduer la température, conformément aux préceptes que nous avons formulés plus haut à l'occasion des bains froids.

Les douches doivent être répétées tous les jours, quelquefois même matin et soir, et continuées pendant un ou plusieurs mois, suivant le degré d'intensité de la maladie et les effets produits.

Il est parfois nécessaire de suspendre le traitement

hydrothérapique, afin de laisser reposer le malade
pendant quelques jours et de pouvoir mieux observer
ainsi les résultats obtenus. Puis on reprend, s'il y a
lieu, l'emploi des douches, qu'on interrompt de nouveau, au bout d'un temps plus ou moins long; enfin
on continue cette médication intermittente jusqu'à ce
que l'équilibre des fonctions soit rétabli et que le malade ait recouvré toutes les apparences de la santé.

Les premières douches produisent habituellement
une impression générale désagréable, une suffocation
pénible, et chez quelques malades des palpitations de
quelque durée Ces effets, à peu près inévitables, ne
doivent pas faire renoncer à l'usage des douches; ils
ne tardent pas à disparaître, et avec un peu de persévérance et de résolution les individus les plus pusilla-
nimes s'accoutument bientôt à l'impression vive et
subite de l'eau froide. Pour arriver plus facilement à
ce résultat, on peut conseiller aux malades d'incliner
la tête en avant au moment de la douche.

Mais il est un autre genre de répugnance qu'on
pourrait appeler organique, bien différent des phénomènes précédents, et dont il a déjà été question à
propos des bains à basse température. Je veux parler
de l'intolérance du froid, intolérance caractérisée par
le défaut absolu de réaction, et qui chez quelques
sujets peut provoquer des symptômes inquiétants d'asphyxie commençante. Il serait imprudent en pareil cas
d'insister sur l'usage des douches froides; il vaut

mieux les suspendre momentanément et n'y recourir d'une manière définitive qu'après avoir modifié la sensibilité cutanée, familiarisé l'organisme au contact du froid et éveillé la faculté de réaction par l'emploi de l'eau, à une température graduée et sous des formes diverses, telles que les frictions, les lotions, les ablutions, les affusions, les douches même; mais, je le répète, avec de l'eau abaissée progressivement de 25 à 15 ou 12 degrés centigrades.

Les douches doivent être prises à jeun ou à une distance assez éloignée du repas pour que la digestion soit complétement achevée. Prises dès le matin, elles semblent exercer une action plus énergique, une stimulation plus marquée; elles disposent favorablement l'esprit et le corps au travail et aux occupations de la journée. Administrées quelque temps avant le repas, soit une heure, soit une demi-heure, elles ouvrent l'appétit, aiguillonnent les divers appareils de la vie végétative et produisent une excitation très-avantageuse à l'ensemble des fonctions de nutrition.

Doit-on suspendre l'administration des douches, chez les femmes, pendant l'époque menstruelle? Cette question a été résolue négativement par quelques hydrothérapistes et notamment par M. Fleury. Ces médecins affirment qu'on peut impunément continuer les douches froides, malgré la menstruation. Je ne veux pas contester la réalité de cette assertion; mais, quelque confiance que m'inspire l'autorité des méde-

cins qui ont acquis une grande expérience en hydrothérapie, je crois qu'il vaut mieux s'abstenir pendant
la période des règles, afin de ne pas s'exposer aux
accidents quelquefois très-graves d'une suppression.
On peut toujours interrompre le traitement hydrothérapique sans inconvénients ; tandis qu'on pourrait, en
le continuant pendant les règles, faire courir aux malades les risques d'une hématocèle, d'un phlegmon
péri-utérin ou d'une répercussion congestive vers
l'appareil respiratoire, les séreuses, les centres nerveux, etc.

J'ai déjà insisté sur la nécessité de favoriser ou de
provoquer la réaction après les bains froids, soit par
des frictions sèches et rudes à la surface du corps, soit
par l'exercice, la marche, les mouvements actifs. Ces
précautions sont principalement utiles après les douches froides. Rien ne peut contribuer plus puissamment à leur efficacité qu'un exercice modéré, comme
une promenade d'un quart-d'heure ou d'une demi-
heure, faite en plein air, toutes les fois que le temps
le permet.

Les douches telles que nous venons de les décrire,
ou douches excitantes, constituent le moyen le plus
actif de l'hydrothérapie dans le traitement de la chlorose.

Mais il est des procédés plus simples, plus commodes, d'un usage pour ainsi dire plus familier, et
auxquels on a recours lorsque la chlorose est peu

intense, ou encore lorsque les malades ne peuvent pas aller prendre de douches dans un établissement spécial. Ces procédés consistent en lotions, ablutions, frictions humides, enveloppement, affusions, immersions.

Les *lotions* ou *ablutions* se font à l'aide d'une serviette ou mieux d'une éponge, imbibées d'eau tiède, fraîche ou froide, que l'on passe rapidement sur toute la surface du corps en commençant par la face et en continuant successivement par les membres supérieurs, les membres inférieurs, la partie postérieure et enfin la partie antérieure du tronc.

Ces lotions doivent se faire promptement et ne pas durer plus de deux ou trois minutes.

On gradue la température de l'eau suivant l'âge, les susceptibilités individuelles et les saisons. Les ablutions conviennent aux enfants, même aux enfants en bas âge, mais à la condition expresse de se servir d'abord d'eau tiède et de n'en abaisser la température que d'une manière lente et progressive.

Souvent, au lieu d'eau simple, on a recours à de l'eau rendue légèrement excitante par l'addition d'une certaine quantité de sel marin, de vinaigre, d'eau de Cologne, etc.

Les *frictions* humides excitantes ne diffèrent des lotions qu'en ce que, au lieu de promener doucement l'éponge ou la serviette mouillée à la surface du corps, on frotte la peau avec un linge rude ou une éponge grossière. Dans ce procédé, on ajoute à l'action de l'eau froide l'influence d'une excitation mécanique, d'où résulte une réaction plus énergique et plus prompte.

Les frictions doivent donc être préférées aux ablutions chez les chlorotiques très-affaiblis et chez lesquels la peau est douée d'une vitalité peu développée.

L'*enveloppement* humide, tel qu'il doit être employé chez les chlorotiques, consiste à entourer le malade d'un drap mouillé et fortement exprimé. Cette application ne doit durer qu'une ou deux minutes.

On se sert d'eau à 15 ou 18 degrés, soit pure, soit additionnée d'une substance stimulante, particulièrement de sel marin.

L'enveloppement se distingue des moyens précédents en ce que l'application du froid a lieu simultanément et d'une manière instantanée sur toutes les parties de la peau ; de là une impression plus vive et une stimulation plus grande du système nerveux.

L'enveloppement, comme les frictions, doit être préféré aux lotions, chez les sujets profondément débilités et toutes les fois qu'il est nécessaire de provoquer une réaction difficile à obtenir par les autres procédés.

Les *affusions* se font en versant sur le corps du malade, d'un seul trait et d'un lieu plus ou moins élevé, soit en lame, soit en pluie, à l'aide d'un seau ou d'un arrosoir, un ou plusieurs litres d'eau froide, dont la température varie entre 8 et 18 degrés. Ce moyen agit à la fois par le choc et par la température du liquide. On conçoit tout le parti qu'on peut tirer de ce procédé dans le traitement de la chlorose. C'est, après les douches froides, l'agent le plus efficace de l'hydrothérapie; on l'emploie dans les mêmes circonstances et pour satisfaire aux mêmes indications.

Dans l'*immersion* froide, le malade se plonge lui-même, ou, s'il est trop faible, est plongé par des aides dans une masse suffisante d'eau à une basse température. Cette immersion doit être opérée brusquement et répétée deux ou trois fois de suite.

L'immersion est à l'affusion ce que le drap mouillé est à la lotion. En effet, son action est instantanée et générale; mais elle est beaucoup plus énergique en raison de la soustraction plus grande de calorique et de l'impression plus vive qui en est le résultat.

Les *bains russes* et les *bains écossais* produisent généralement de bons effets dans la chlorose. Ils consistent, comme on sait, à administrer une douche générale, chaude, soit d'eau, soit de vapeur, et à la faire suivre immédiatement, soit d'une douche, soit d'une affusion, d'une immersion froide, etc.

Cette médication est très-efficace et doit être préférée, chez les chlorotiques qui ne possèdent pas une assez grande puissance de réaction pour tolérer l'impression immédiate de l'eau froide.

Bains de mer. — Les bains de mer sont employés

souvent et avec avantage dans le traitement de la chlorose. Comme les bains de rivière, ils exercent sur l'économie une action stimulante en vertu de leur basse température; mais ils possèdent, en outre, des propriétés toniques reconstituantes qu'ils doivent aux substances salines tenues en dissolution dans l'eau de mer et en particulier au chlorure de sodium.

L'atmosphère maritime contribue aussi d'une manière puissante à relever les forces des malades. Le séjour aux bords de la mer suffit, dans beaucoup de cas, pour éveiller l'appétit, faciliter les digestions et imprimer une activité insolite à toutes les fonctions organiques.

Les bains de lame ou les bains d'immersion, pris dans la mer même, sont les plus actifs et les plus efficaces. On doit les prescrire toutes les fois que l'âge et l'état des chlorotiques le permettent.

Mêmes précautions à prendre que pour les bains de rivière : courte durée, de deux à cinq minutes; mouvements dans l'eau; frictions; exercice, promenade à la sortie du bain.

Il est avantageux de répéter ces bains tous les jours et même deux fois par jour, quand aucune contre-indication ne s'y oppose. Dans le cas contraire, lorsque, par exemple, les malades sont trop affaiblis, lorsque la réaction s'opère incomplétement ou que la tolérance est trop lente à s'établir, on laisse entre chaque bain un intervalle de un, deux ou trois jours.

Quant aux chlorotiques qui ont pour l'eau froide une répugnance invincible, ceux surtout qui y sont, pour ainsi dire, entièrement réfractaires, ils doivent commencer par prendre les bains de mer dans une baignoire, à une température graduée, selon les préceptes posés à l'occasion des bains de rivière. Cette précaution est à peu près indispensable pour les enfants et pour beaucoup de jeunes filles très-débilitées.

L'eau de mer peut être administrée par les divers procédés hydrothérapiques énumérés plus haut. On comprend combien l'application de ces procédés, de la douche surtout, peut ajouter d'efficacité à la médication hydro-maritime de la chlorose.

La saison des bains de mer se compose ordinairement de vingt à vingt et un bains. Pour quelques malades une saison suffit; pour d'autres il est utile de prescrire deux ou même trois saisons, séparées chacune par un intervalle ou repos de huit ou quinze jours.

Le choix de la station n'est pas sans importance, en raison des différences de température de l'air et de l'eau. On envoie de préférence sur les bords de la Méditerranée (Cette, Hyères, Toulon, Nice, Marseille, etc.), ou bien sur le littoral du sud-ouest de la France (Royan, Biarritz, Bayonne, Arcachon, etc.), les chlorotiques délicats, très-impressionnables au froid, ou prédisposés aux affections des bronches. Mais toutes les fois que les sujets peuvent supporter sans inconvénient l'impression d'une température moins élevée, il vaut mieux les envoyer dans les stations placées sur le littoral de l'ouest et du nord, depuis Rochefort jusqu'à Boulogne et Ostende (la Rochelle, les Sables-d'Olonne, Pornic, Brest, Saint-Malo, Cabourg, Trouville, le Havre, Fécamp, Étretat, Dieppe, Saint-Valery, Tréport, etc.).

Les mois de juin, juillet et août sont les mieux appropriés aux bains de mer. Ces bains peuvent encore se prendre pendant le mois de septembre dans les stations du midi, et même dans les stations du nord et de l'ouest, quand les années sont chaudes et que l'automne n'est qu'une prolongation de l'été.

Les années les plus favorables aux bains de mer sont celles où les saisons sont régulières, où l'été est sec et chaud, celles où dominent les vents d'est, nord-est et sud-est. Il est difficile, en général, de tirer un profit sérieux et réel de ces bains pendant les années humides et pluvieuses, lorsque l'atmosphère est épaisse, chargée de vapeurs d'eau et que règnent les vents d'ouest, sud-ouest et nord-ouest.

L'état météorologique doit donc être pris en considération avant d'envoyer sur les bords de la mer un malade atteint de chlorose.

Eaux minérales.

Les eaux minérales sont employées dans la chlorose,

soit en boisson, soit en bains, soit des deux manières simultanément.

Les eaux chlorurées sodiques et les eaux sulfurées ne s'administrent qu'à l'extérieur, tantôt en bains, tantôt en douches.

Telles sont, pour les premières, les eaux de Salins, de Bourbonne-les-Bains, de Niederbronn, de Luxeuil, en France ; de Kreuznach, de Nauheim, de Wiesbaden, de Hombourg, de Kissingen, de Carlsbadt, etc., en Allemagne.

Ces eaux, par leur composition et par la prédominance du chlorure de sodium, se rapprochent de l'eau de mer, l'eau de Salins surtout, qui renferme une proportion très-élevée de sel marin.

Ces eaux conviennent principalement aux chlorotiques trop délicats, trop débilités ou trop impressionnables pour supporter soit les bains de rivière, soit les bains de mer.

Lorsque la chlorose coïncide avec un tempérament lymphatique, on choisit de préférence les eaux de Salins ou de Kreuznach, en raison des propriétés spéciales qu'elles doivent à la présence des bromures et des iodures.

Les eaux sulfureuses sont d'une incontestable utilité dans le traitement de la chlorose simple, à cause de l'influence excitante et tonique qu'elles exercent sur l'économie. Mais pourtant elles sont rarement employées quand il n'existe aucune complication qui en indique formellement l'usage. Nous renvoyons, pour ce qui concerne ces eaux, au chapitre suivant, consacré à la thérapeutique de la chlorose compliquée.

Les eaux qui s'emploient également en bains et en boisson dans le traitement de la chlorose sont les eaux ferrugineuses, ou les eaux alcalines ferrugineuses.

Nous citerons parmi les premières : Spa, Bussang, Passy, Auteuil, Orezza ; parmi les secondes : Vichy, Néris, Vittel, Condillac.

Les bains d'eaux ferrugineuses ou alcalines ferrugineuses doivent être à une douce température et de courte durée, une demi-heure généralement. On en prescrit un ou deux par jour.

La plupart de nos stations minérales possèdent aujourd'hui des appareils hydrothérapiques qui permettent d'ajouter à l'administration des bains l'action bienfaisante de la douche.

A l'intérieur, les eaux dont je parle se prennent soit pendant les repas, soit à jeun et entre les repas.

Dans les stations thermales il est d'usage de boire le matin à jeun et souvent après midi, une heure ou deux avant le dîner. L'eau est prise à la source même, ou à la buvette, soit pure, soit coupée avec un peu de lait, édulcorée [avec du sirop, ou mélangée à une autre eau minérale. Il est quelquefois nécessaire, suivant la température, de la laisser refroidir, ou de la tempérer par l'addition d'une quantité suffisante d'eau ou de lait chaud. En général, les malades boivent un, deux, trois verres au plus, dans chaque séance.

Quant aux eaux transportées et prises à domicile, on peut les prescrire suivant les mêmes règles ; mais, le plus ordinairement, elles sont bues pendant les repas avec le vin. Beaucoup de malades tombent alors dans un excès qu'il importe de combattre. Si on veut obtenir des eaux minérales prises pendant les repas un effet utile, et éviter les inconvénients ou les dangers de l'abus, il faut en doser la quantité soigneusement, surtout si les malades ont l'habitude de boire d'une manière copieuse. Alors, on prescrit, suivant les conditions d'âge et de tempérament du sujet, suivant le degré de la maladie, suivant aussi la provenance de l'eau et la proportion de sel ferrique ou ferreux qu'elle renferme, on prescrit, dis-je, un quart de bouteille, une demi-bouteille, rarement une bouteille entière par repas. Il ne faut pas oublier de tenir compte de la susceptibilité particulière des organes abdominaux chez la plupart des chlorotiques et des troubles faciles que la cause la plus légère peut souvent amener chez eux dans l'accomplissement des fonctions digestives.

Gymnastique et exercices musculaires.

La gymnastique, avec tous ses procédés divers, a

été préconisée aussi et utilement employée dans le traitement de la chlorose.

On ne saurait nier, en effet, l'influence effi-cace, avantageuse, qui peut résulter d'une sem-blable pratique, régulièrement et méthodiquement suivie.

Les exercices corporels, les mouvements étudiés et savamment dirigés, auxquels on peut soumettre les chlorotiques, ont pour résultat presque assuré d'ac-tiver la circulation générale, de stimuler les fonctions nutritives, de régulariser et d'accroître le rhythme respiratoire, de favoriser conséquemment l'accom-plissement des actes de l'hématose et de donner à l'économie une vigueur, une énergie qui lui man-quent.

On peut donc avancer que la gymnastique, conve-nablement appliquée, n'est pas seulement un procédé hygiénique, mais un moyen direct, un moyen réelle-ment thérapeutique contre la chlorose.

Je dis *convenablement appliquée*, car il importe de ne pas surmener les chlorotiques ; il faut ne leur imposer que la somme de mouvements que leur force peut accomplir sans être excédée. Autrement, la gym-nastique devient une source de fatigue, une cause de palpitations de cœur ; elle amène dans le système nerveux une dépression funeste, et dans les autres fonctions une perturbation profonde. Elle est alors plus nuisible qu'utile. Pour lui conserver toute son efficacité, on doit la prescrire avec mesure et sous la direction d'une personne éclairée.

Tous les exercices propres, comme la gymnastique, à développer les forces et à activer les fonctions musculaires sont utiles également dans la chlorose, sous la réserve expresse d'être modérés et appliqués dans de justes limites.

Les promenades au grand air, les excursions paisibles, les voyages accomplis sans fatigue, particulièrement dans des contrées agréables, sous des climats tempérés, peuvent concourir puissamment à l'amélioration des chlorotiques.

Rien n'est plus nuisible à ces malades que la vie sédentaire, les veilles prolongées, les excès de travail, les professions pénibles, les métiers fatigants, l'habitation de lieux bas, humides, sombres, mal aérés, mal insolés. Ces mauvaises conditions suffisent seules, on le sait, pour développer un état anémique qui, s'ajoutant à la chlorose, la rend plus grave et plus rebelle.

III. — DU RÉGIME ET DE L'ALIMENTATION.

L'alimentation joue un rôle important dans le traitement de la chlorose.

Il faut, autant que possible, bannir du régime des chlorotiques toutes les substances débilitantes, inertes, peu ou point alibiles, difficiles à digérer et abandonnant à l'absorption une trop faible proportion de principes assimilables. Le laitage, les légumes secs, les légumes herbacés, les viandes blanches conviènnent peu à ces malades.

Ils doivent choisir de préférence des aliments réparateurs, très-azotés, empruntés au règne animal ; des viandes noires surtout, grillées ou rôties, et saignantes.

Quelques-uns, cependant, éprouvent pour ces sortes de substances un dégoût tellement insurmontable, ou s'en rassasient si promptement, qu'il est nécessaire de leur permettre une alimentation variée et plus conforme à leurs désirs. Toutefois, il faut résister aux caprices de certains malades qui, par une étrange perversion du goût, refusent obstinément les aliments les plus appropriés à leur état morbide et recherchent avec une grande prédilection les matières les plus inertes et les plus indigestes, telles que les hors-d'œuvre, les légumes herbacés, les fruits verts, les substances acides, etc.

On parvient à triompher de cette dépravation du goût, comme nous le dirons plus longuement à l'occasion du traitement des complications, en amenant les malades graduellement à l'usage d'une nourriture normale et d'une alimentation plus réparatrice.

On y parvient aussi en éveillant l'appétit, en stimulant les organes digestifs à l'aide de substances excitantes ou toniques, telles que les préparations amères,

la pepsine, les eaux de Vichy, de Bussang, de Spa,
de Soultzmat, etc.

Afin de rendre les digestions plus faciles et l'assimilation plus complète, il importe de conseiller aux
chlorotiques de prendre à la fois peu de nourriture et
de multiplier les repas.

Ce que je viens de dire pour les aliments est applicable aux boissons.

A moins de complications ou de contre-indications
formelles, l'usage du vin doit être prescrit aux chlorotiques. Les vins chauds et toniques du Midi, ceux de
Bordeaux notamment, quelques vins d'Espagne ou de
Portugal, tels que le xérès, le malaga, le porto, etc.,
sont ceux qui méritent la préférence dans le traitement de la chlorose.

La bière, surtout celle de Bavière et celle qui est
désignée en Angleterre sous le nom de *porter*, est
encore une bonne boisson, en raison des principes
amers et des substances nutritives que lui communi-
quent le houblon et l'orge. Cependant, nous préférons
pour les chlorotiques les vins généreux aux autres
liqueurs fermentées.

IV. — DU MARIAGE ENVISAGÉ COMME MOYEN CURATIF DE LA CHLOROSE.

Ceux qui considéraient et ceux qui considèrent encore la chlorose comme une maladie propre aux jeunes
filles et résultant d'une puberté laborieuse, d'une

menstruation défectueuse ou difficile, n'hésitent pas à conseiller le mariage, dans cette circonstance, en vue d'éveiller les fonctions de l'utérus et de faciliter l'établissement régulier de la menstruation. J'ai exposé plus haut les raisons qui m'empêchent d'admettre le point de départ d'une semblable doctrine ; je ne puis donc adopter, non plus, les conséquences qu'on en a déduites relativement au point de thérapeutique qui nous occupe. La chlorose étant, à mes yeux, la cause et non l'effet de l'aménorrhée ou de la dysménorrhée, je ne saurais regarder toujours le mariage comme un remède à cet état morbide.

Conformément aux idées que j'ai développées sur la nature de la chlorose, sur sa pathogénie, son origine, et sur ses rapports avec la menstruation, je crois, au contraire, que, dans la très-grande majorité des cas, un état de chlorose avancé, accompagné d'aménorrhée ou de dysménorrhée, doit être un motif d'ajournement plutôt qu'une raison déterminante pour le mariage.

En effet, une jeune fille franchement chlorotique, mal ou irrégulièrement réglée, est-elle dans des conditions normales pour se marier et pour devenir mère ? Aura-t-elle les forces nécessaires et, si je puis dire, les qualités requises pour remplir les fins et le but de l'union matrimoniale? Et si elle devient enceinte, comment supportera-t-elle l'espèce d'aggravation que la grossesse détermine toujours dans la chlo-

rose? Il est donc plus rationnel et plus conforme
assurément aux indications d'une saine médecine, de
combattre d'abord l'état chlorotique, de reconstituer
le sang appauvri, de relever les forces organiques, de
donner surtout aux fonctions de l'utérus et des ovaires
le stimulant physiologique et la régularité qui leur
manquent. Il importe enfin de placer la femme dans
les conditions les plus favorables pour bien supporter
les épreuves de la gestation, dont un des effets les plus
constants encore une fois est d'augmenter l'appauvrissement du sang et d'aggraver les phénomènes chlorotiques.

Je crois, en conséquence, qu'il est prudent de ne
pas conseiller prématurément le mariage aux chlorotiques, surtout si la chlorose est portée à un certain
degré. Il vaut mieux attendre que les progrès de l'âge
et un traitement approprié aient apporté dans l'organisme des modifications avantageuses et remédié, autant que possible, aux troubles fonctionnels occasionnés
par l'appauvrissement du sang et la débilité organique
qui en est la suite.

Dans un seul cas, on peut avec avantage s'écarter
de cette réserve, c'est lorsqu'on est consulté pour une
jeune personne chez laquelle l'état chlorotique est
entretenu ou aggravé par les tendances mélancoliques,
les tristes préoccupations, la dépression morale, la
langueur et le dépérissement où jette quelquefois un
amour contrarié. En donnant satisfaction à des senti-

ments péniblement contenus et douloureusement con-centrés, on fait cesser une cause très-active d'oppres-sion fonctionnelle, et l'on tarit la source des troubles les plus profonds de l'innervation ; les forces organi-ques se relèvent, les fonctions reprennent leur équi-libre normal ; les accidents nerveux se dissipent ; la santé du corps semble renaître avec la joie et l'épa-nouissement du cœur. Le mariage alors devient une prescription utile ; c'est un des moyens hygiéniques les plus efficaces contre ce genre de chlorose.

Toutefois n'exagérons pas sa valeur thérapeutique, même dans cette circonstance. Il faut le prendre comme un adjuvant de premier ordre, comme un auxiliaire par excellence ; mais il ne doit pas faire re-noncer à l'emploi des préparations ferrugineuses, et des autres agents préconisés dans le traitement de la chlorose. Le mariage ne remplit qu'une seule indica-tion ; les ferrugineux et les autres moyens antichlo-rotiques répondent à d'autres indications plus impor-tantes et plus fondamentales encore.

CHAPITRE XIII

I. — Complications nerveuses.

Nous avons dit précédemment combien d'accidents nerveux variés peuvent venir compliquer la chlorose.

Ces complications, quelle que soit leur liaison avec l'état chlorotique, ne constituent pas, généralement, une contre-indication à l'emploi des ferrugineux. Que les phénomènes nerveux soient un effet direct de la chlorose, ou qu'ils ne se rattachent à elle qu'à titre de simple coïncidence, la médication ferrugineuse est utile dans la majorité des cas.

Si les troubles de l'innervation, symptomatiques de l'appauvrissement du sang, sont de date récente, s'ils sont légers, le fer pourra suffire à les dissiper, en même temps que les autres phénomènes chlorotiques.

Mais, comme nous l'avons vu, il n'en est pas toujours ainsi. Assez souvent les accidents nerveux dépendant de la chlorose présentent une longue durée ou se manifestent avec une intensité remarquable. Alors ils sont réfractaires aux ferrugineux, et, au bout d'un certain temps, ils acquièrent une existence propre, et réclament, comme les troubles nerveux idiopathiques, une thérapeutique spéciale. Cette indication particulière ne doit pas faire suspendre l'emploi des martiaux. Les deux médications, ferrugineuse et antinerveuse, se prêtent dans cette circonstance un mutuel concours; elles doivent marcher de pair et simultanément.

Si telle est la règle à suivre dans les cas de phénomènes nerveux symptomatiquement liés à la chlorose, à plus forte raison est-elle applicable au traitement des troubles nerveux idiopathiques et simplement concomitants.

Nous devons dès maintenant faire des réserves pour la gastralgie et la gastro-entéralgie qui, comme nous le dirons dans la suite, exigent une grande prudence et des préceptes particuliers pour l'administration du fer.

Le choix des moyens thérapeutiques, dans les cas qui nous occupent, doit être dicté par la nature même des troubles nerveux.

Complications spasmodiques.

Dans les complications convulsives ou spasmodiques, telles que l'hystérie, la chorée (soit générale, soit localisée), on prescrit les antispasmodiques, en variant leur dose et leur mode d'emploi suivant les circonstances d'âge, de tempérament, de constitution, etc., et suivant le degré d'intensité des accidents. Je me contente de rappeler ici les agents les plus généralement usités, à savoir : l'éther, la valériane, le castoréum, l'asafœtida, le camphre, l'oxyde de zinc, les valérianates de zinc et d'ammoniaque, etc.

Les préparations de quinquina, notamment le sulfate de quinine, conviennent plus spécialement lorsque les phénonèmes nerveux offrent une forme intermittente.

M. Trousseau a préconisé les préparations de noix vomique et surtout la strychnine jusqu'à commencement de saturation, contre la chorée. Cette médication doit être maniée avec la plus grande circonspection et conformément aux règles rigoureuses posées par le savant professeur.

On retire encore de grands avantages de l'emploi des bains simples ou composés, notamment des bains sulfureux, des bains de rivière, des bains d'immersion et des divers procédés hydrothérapiques.

La gymnastique, comme on le sait, présente de précieuses ressources dans le traitement de la chorée.

M. Briquet a conseillé et employé lui-même la faradisation dans certains cas de chorée et d'hystérie, principalement lorsque les phénomènes convulsifs étaient localisés ou prédominants dans une région de l'organisme. Toutefois je dois ajouter que l'électrisation réussit rarement, et même qu'elle exaspère généralement les crises nerveuses, quand les accidents sont purement spasmodiques ou convulsifs, d'où le conseil de n'y recourir qu'avec mesure dans les cas de ce genre.

Parmi les eaux minérales, celles de Néris et d'Ussat conviennent aux hystériques et exercent sur ces malades un effet sédatif très-réel. On sait que les eaux sulfureuses sont employées avec avantage dans le traitement de la chorée.

Complications névralgiques.

Les indications générales que je viens de poser à l'occasion des accidents convulsifs ou spasmodiques sont entièrement applicables au traitement des complications névralgiques.

Ici encore la médication ferrugineuse peut suffire, dans les cas où les névralgies sont légères, d'origine récente et intimement liées à l'altération du sang.

Mais lorsque les douleurs névralgiques sont indépendantes de la chlorose, et lorsque, étant symptomatiques de cette affection (ce qui est le cas le plus ordinaire), elles présentent une certaine opiniâtreté ou une grande intensité, on doit employer concurremment les ferrugineux et les moyens propres à combattre les phénomènes douloureux.

Parmi ces moyens, je rappellerai surtout :

1° Les préparations d'opium, de belladone, de jusquiame, de datura stramonium, d'aconit napel, etc., que l'on administre soit à l'intérieur, soit à l'extérieur, par la méthode endermique (vésicatoires), ou par la méthode hypodermique (injections sous-cutanées avec la seringue de Pravaz, ou inoculation à l'aide d'une lancette trempée dans une solution concentrée d'atropine ou de morphine), ou par les onctions, les fomentations, les frictions, les applications d'emplâtres narcotiques ;

2° L'éther et le chloroforme, appliqués sur la partie douloureuse, ou donnés à l'intérieur soit en potion, soit en inhalations ;

3° Le vésicatoire, qui ne s'emploie pas seulement pour introduire une substance narcotique par le derme dénudé, mais encore pour déterminer à la peau une révulsion énergique et souvent efficace;

4° La galvanisation à l'aide d'un pinceau électrique promené sur la peau suivant le trajet des nerfs affectés ;

5° La cautérisation transcurrente superficielle, qui réussit généralement dans la plupart des cas réfractaires aux médications précédentes.

Complications paralytiques.

Inutile de répéter qu'il ne s'agit ici exclusivement que des paralysies liées à la chlorose et symptomatiques d'un appauvrissement du sang.

Indépendamment des ferrugineux, dont l'emploi est formellement indiqué dans ces sortes de paralysies, quelles que soient leur étendue et les régions qu'elles occupent, on a recours simultanément aux excitants généraux et locaux, tels que :

1° Les frictions stimulantes (baume de Fioraventi, alcoolat de lavande, teinture d'arnica, de noix vomique, liniment volatil camphré, vin, alcool, etc.) ;

2° Les bains sulfureux, salins, ferrugineux, aromatiques, balsamiques ;

3° Les bains froids, les bains de rivière, les bains d'immersion ;

4° L'hydrothérapie et les différents procédés qui s'y rapportent (drap mouillé, affusions, douches, etc.) ;

5° Les bains de mer ;

6° Les eaux minérales de Baréges, de Luchon, de Bourbon-Lancy, de Saint-Honoré, d'Aix en Savoie, de Loeche, de Saint-Amand, Pierrefonds, Saint-Gervais, Bourbon-l'Archambault; celles de Salins, de Bourbonne, de Nauheim, de Kreuznach, de Tœplitz;

7° L'électricité, dont le mode d'emploi varie, comme on le sait, suivant que la paralysie frappe la sensibilité ou le mouvement. Ce moyen est un des plus efficaces qu'on puisse opposer à la paralysie symptomatique de la chlorose.

8° Les préparations de noix vomique, que l'on peut administrer à l'intérieur, à titre d'adjuvants, et avec toutes les précautions que réclame l'emploi d'agents si énergiques.

II. — Complications gastriques.

Anorexie.

L'anorexie des chlorotiques, quand elle est uniquement liée à l'altération du sang et qu'elle ne résulte d'aucune lésion locale de l'estomac ou des intestins, réclame l'emploi des substances amères et toniques, qu'on peut associer avantageusement aux excitants directs de l'appareil digestif.

Les préparations de gentiane, de quinquina, de colombo, de quassia amara, sous la forme la mieux appropriée au goût des malades, à leur âge, à leurs dispositions individuelles, sont utilement employées contre l'anorexie symptomatique de la chlorose.

La teinture de rhubarbe, à faible dose, dans une petite quantité d'eau sucrée, quelques moments avant le repas; l'eau de Vichy, à la dose d'un verre à Bordeaux ou d'un quart de verre ordinaire, quinze ou vingt minutes avant de se mettre à table, sont encore des agents utiles pour combattre la complication dont il s'agit.

Les différents moyens propres à éveiller ou à aiguillonner l'appétit doivent encore être mis en usage; tels sont les promenades au grand air, les exercices modérés, l'équitation, si l'état des malades le permet; les bains froids, l'hydrothérapie, etc.

Tel est le traitement qui convient le mieux dans les cas ordinaires, quand l'anorexie n'est pas excessive, quand elle ne s'accompagne point d'embarras gastrique, ni de phénomènes saburraux. On peut alors continuer l'usage des ferrugineux, mais à plus faible dose que dans les cas dégagés de complication.

Si l'anorexie coexiste avec des symptômes manifestes d'embarras gastrique ou bilieux, si la bouche est mauvaise, pâteuse, la langue épaisse ou chargée d'un enduit muqueux ou bilieux, s'il existe en même temps de la constipation, il faut, avant de commencer la médication ferrugineuse, débarrasser les voies digestives par un purgatif doux (huile de ricin, magnésie calcinée, rhubarbe à dose laxative, limonade au citrate de magnésie); ou, s'il y a nécessité, par un vomitif, et de préférence l'ipécacuanha.

Si les phénomènes anorexiques surviennent pendant le cours du traitement ferrugineux, on doit le suspendre momentanément, et recourir, s'il y a lieu, aux purgatifs ou aux vomitifs, pour reprendre de nouveau, et en temps opportun, la thérapeutique de la chlorose.

Hoquet et vomissements.

Les chlorotiques atteints de hoquet et de vomissements nerveux supportent difficilement le fer. Il est généralement nécessaire de combattre ces complications avant de traiter directement la chlorose. Alors on a recours à l'administration de l'éther sous forme de perles ou de sirop, aux narcotiques à faible dose et sous un très-petit volume (quelques gouttes de laudanum, codéine, morphine), aux préparations de menthe, de mélisse, de cannelle, d'anis (quelques gouttes de teinture ou d'essence), à l'eau froide, qui réussit quelquefois, mais surtout à la glace, donnée par très-petits fragments ; aux boissons acidules, gazeuses (eaux de Seltz, de Condillac, de Saint-Galmier), aux limonades préparées avec du sirop de citron, du sirop d'orange, du sirop de groseilles, et additionnées ou non d'une suffisante quantité de glace ; enfin, contre les vomissements surtout, à la potion de Rivière.

Quelques moyens externes réussissent encore bien dans les hoquets et les vomissements nerveux, ce sont les stimulants ou les révulsifs cutanés sur la région épigastrique : tels que sinapismes, compresses froides éthérées ou chloroformées, frictions avec le baume opodeldoch, le liniment volatil camphré.

On peut encore recourir à l'application de cataplasmes fortement arrosés de laudanum.

Le plus souvent ces moyens, associés aux médicaments énumérés plus haut, réussissent dans les cas qui nous occupent.

Mais si le hoquet et les vomissements résistent, et si par leur opiniâtreté et leur persistance ils mettent en danger la santé ou les jours des malades, comme cela arrive quelquefois, il est urgent d'agir avec plus d'énergie et d'employer, suivant la gravité des circonstances et l'intensité des phénomènes pathologiques, soit les ventouses sèches, soit les vésicatoires volants sur la région épigastrique, qu'on pourra saupoudrer ensuite de chlorhydrate de morphine.

Dans les vomissements incoercibles, et lorsque les malades rejettent tout ce qu'ils prennent, aliments et boissons, on doit leur prescrire l'abstinence la plus absolue, afin de condamner l'estomac au repos le plus complet. Cette précaution, observée pendant un jour ou deux, suffit le plus souvent pour arrêter les vomissements les plus opiniâtres.

Quand le hoquet et les vomissements ont entièrement disparu, on administre le fer avec une très-grande circonspection, afin de ne pas éveiller de nouveau ces graves symptômes. On doit alors choisir, parmi les préparations ferrugineuses, celles que le malade peut le mieux tolérer et ne les prescrire qu'à très-faible dose.

En général, les chlorotiques sujets au hoquet et aux vomissements nerveux ne supportent pas très-bien les préparations insolubles ou les préparations martiales solides, sous forme de pilules ou de poudre. Ils tolèrent mieux les solutions, telles que le pyrophosphate de fer liquide, ou les eaux minérales ferrugineuses, celles d'Orezza, de Bussang, de Spa, etc., qu'on leur prescrit ordinairement pendant les repas.

Dyspepsie.

J'ai dit que toutes les formes de dyspepsie peuvent s'observer parmi les complications de la chlorose.

Je n'entrerai pas ici dans de longs développements sur le traitement particulier que réclame chacune de ces variétés. On trouvera, sur ce sujet, des détails précis et complets dans mon *Traité des dyspepsies* (p. 116 et suiv.). Mais je crois utile de poser nettement les indications et les contre-indications de la médication ferrugineuse pour les divers degrés ou les différents caractères que peut présenter la dyspepsie liée à la chlorose.

Si la dyspepsie symptomatique ou concomitante de la chlorose appartient à une de ces trois formes, *simple, atonique* ou *flatulente*, on peut administrer les préparations ferrugineuses. Seulement il faut agir avec toute la réserve que commande dans ces circonstances la faiblesse de l'estomac.

On doit donc commencer par de très-faibles doses et choisir les préparations les plus facilement supportées par les malades. Si, malgré ces précautions, le fer est mal toléré, il convient d'en ajourner l'emploi jusqu'à ce que, à l'aide de moyens appropriés et surtout d'un traitement général et reconstituant, on soit parvenu à relever les forces organiques et à établir par voie indirecte une véritable tolérance pour les ferrugineux.

Inutile d'ajouter que simultanément avec la médication martiale il faut, pour ces trois formes de dyspepsie, employer les agents thérapeutiques propres à chacune d'elles : pepsine, amers, excitants aromatiques, alcalins, absorbants, carminatifs, etc. (Voyez mon *Traité des dyspepsies*, p. 186, 187, 195.) Ces derniers agents ont, dans ce cas, le double avantage de faire mieux supporter le fer et de hâter la guérison de la complication dyspeptique.

Quand la dyspepsie, chez les chlorotiques, revêt la forme acide sans aucun phénomène d'irritation gastrique, les ferrugineux ne sont pas contre-indiqués ; mais alors il importe de choisir une préparation qui contribue à neutraliser l'excès d'acide du suc gastrique. On donne de préférence le fer réduit, le sous-carbonate de fer, les eaux ferrugineuses carbonatées. En même temps on administre les antiacides, les alcalins, le bicarbonate de soude et les eaux qui le renferment, la magnésie, la chaux, la poudre d'yeux d'écrevisses, le charbon de Belloc, etc.

Les chlorotiques atteints de dyspepsie gastralgique supportent quelquefois bien les préparations ferrugineuses. Dans ce cas, on prescrit de préférence les composés solubles. Mais encore ici il faut surveiller l'emploi de ces agents, les donner d'abord à faible dose, pour palper la susceptibilité gastrique des malades ; puis, s'ils sont bien supportés, à dose progressivement croissante.

Chez les sujets gastralgiques qui tolèrent difficilement le fer, il faut user de plus de réserves encore, et même s'abstenir, au besoin, jusqu'à ce qu'on ait triomphé de l'éréthisme nerveux à l'aide d'une médication appropriée.

Dans tous les cas, il est nécessaire d'associer aux ferrugineux les calmants et les antispasmodiques, suivant les règles que j'ai posées dans le *Traité des dyspepsies* (p. 190).

Ainsi que je l'ai établi ailleurs, les deux formes de dyspepsie qui précèdent peuvent s'accompagner d'un certain degré d'irritation de la muqueuse gastrique. Alors, les préparations ferrugineuses sont funestes; elles augmentent l'état pathologique de l'estomac; elles sont formellement contre-indiquées. Avant d'y recourir, il faut, de toute nécessité, éloigner la complication. Les ventouses sèches, les sinapismes, les onctions avec l'huile de croton tiglium, le vésicatoire volant, simple ou morphiné, appliqués sur la région épigastrique, m'ont toujours réussi, suivant l'intensité des cas, à combattre efficacement l'irritation gastrique. Il importe que toute trace de cette complication ait disparu avant d'administrer les toniques et les ferrugineux. Car tant que l'irritation persiste, à quelque degré que ce soit, non-seulement ces agents échouent, mais, encore une fois, ils aggravent l'état local d'abord, puis l'état général lui-même, en entretenant et en perpétuant le trouble des fonctions digestives et d'assimilation. De là, nécessairement, une atteinte grave aux phénomènes de l'hématose; de là, en définitive, une cause d'aggravation pour la chlorose.

Quelques insuccès de la médication ferrugineuse doivent être attribués à ce que la dyspepsie par irritation étant ignorée ou méconnue, on prescrit le fer sans se préoccuper de cette complication et sans observer, conséquemment, les préceptes qui viennent d'être posés.

Lorsque les phénomènes de la dyspepsie par irritation ont entièrement disparu, il ne faut pas se hâter de recourir aux ferrugineux; car beaucoup de sujets dans ces conditions supportent encore très-difficilement le fer; et chez d'autres, la susceptibilité de la muqueuse gastrique est telle, que l'emploi prématuré de la médication ferrugineuse suffirait pour ramener les accidents dyspeptiques.

Plus tard, on peut commencer à prescrire les préparations martiales; mais ici surtout il importe de choisir les préparations solubles, dont la tolérance s'obtient le plus facilement, de les donner à doses graduées et d'en interrompre de temps en temps l'usage. Grâce à ces précautions, la médication ferrugineuse peut être avantageusement appliquée, dans la majorité des cas où la chlorose se complique de dyspepsie par irritation. Alors l'indication capitale est, comme on le voit, de combattre et d'éloigner définitivement la lésion gastrique avant d'instituer le traitement direct de la chlorose.

Cependant on rencontre quelques sujets chez lesquels l'irritabilité de l'estomac est telle, que la tolérance des ferrugineux ne peut jamais être obtenue, malgré l'emploi méthodique et suffisamment prolongé des moyens que j'ai mentionnés plus haut. Dans les cas de ce genre, assez rares d'ailleurs, il ne faut pas insister sur la médication martiale ; on doit y renoncer et employer, pour relever les forces organiques et reconstituer le sang, les autres agents de la thérapeutique analeptique, notamment les moyens généraux, l'hydrothérapie, les bains de mer, les bains ferrugineux, les bains salins, la gymnastique, le changement d'air, le séjour à la campagne, etc.

Je ne dirai rien du traitement de la gastralgie, si commune chez les chlorotiques. Tout ce que j'ai dit à l'occasion de la dyspepsie gastralgique est applicable au traitement de la gastralgie simple.

Pyrosis, pica, malacia.

Contre le pyrosis on a recours aux boissons froides, aux aliments froids, aux calmants, aux antispasmodiques, aux alcalins, notamment à la magnésie, au bicarbonate de soude, à la poudre d'yeux d'écrevisses, à la poudre de charbon végétal. Les toniques, en général, les excitants diffusibles, le vin les alcooliques doivent être interdits. Quant aux ferrugineux, ils sont également contre-indiqués jusqu'à ce qu'on soit parvenu à dissiper les phénomènes du pyrosis.

Lorsque la chlorose se complique de boulimie ou de ces perversions bizarres du goût et de l'appétit connues sous les noms de *pica*, de *malacia*, etc., la médication ferrugineuse est formellement indiquée. Elle doit être employée d'emblée et suivant les principes déjà posés pour le traitement ordinaire de la chlorose. Souvent les complications dont il s'agit s'amendent en même temps que les symptômes caractéristiques de l'appauvrissement du sang, sous l'influence des ferrugineux et des autres agents de la médication antichlorotique.

III. — Complications intestinales.

Les développements dans lesquels je suis entré au sujet du traitement des complications gastriques dans la chlorose me dispensent de m'étendre longuement sur la thérapeutique des complications intestinales.

Les indications sont identiques et corrélatives. La même médication s'applique aux accidents de même nature.

Ce que j'ai dit de la gastralgie et des différentes formes de dyspepsie gastrique, je puis le dire de l'entéralgie et des diverses variétés de dyspepsie intestinale. Ici encore la médication ferrugineuse doit être

employée avec réserve, ménagéments et prudence,
d'une manière progressive; et il faut quelquefois en
suspendre l'usage. Également, elle ne doit être le
plus souvent conseillée qu'après la guérison ou un
amendement notable des accidents intestinaux; et
lorsque rien ne s'oppose à l'emploi des ferrugineux,
il est toujours utile, souvent nécessaire, d'y associer
ou d'employer simultanément les agents que réclame
la complication intestinale.

De même que j'ai présenté la dyspepsie gastrique
par irritation comme une contre-indication formelle à
l'administration du fer, et que j'ai insisté plus spécialement sur la nécessité de traiter et de guérir au
préalable cette complication, de même je ne saurais
trop fixer l'attention sur la forme correspondante de
dyspepsie intestinale, ni trop recommander de combattre cet état morbide avant d'instituer le traitement
proprement dit de la chlorose. Car l'irritation intestinale, aussi bien que l'irritation gastrique, empêche la
tolérance du fer; et dans ce cas l'usage prématuré de
cet agent ne peut qu'aggraver les troubles digestifs et
retarder la guérison de la chlorose.

Les moyens que j'ai signalés pour le traitement de
la dyspepsie gastrique par irritation, et surtout les
onctions avec l'huile de croton tiglium sur l'abdomen,
trouvent ici leur application et donnent des résultats
également satisfaisants.

Chez les chlorotiques, la diarrhée est une contre-indication formelle des préparations ferrugineuses, si elle est intense et opiniâtre. On doit la combattre par tous les moyens appropriés à ce genre d'accidents, suivant les lésions auxquelles il se rattache et les causes dont il dépend.

Si la diarrhée est récente, légère et pour ainsi dire accidentelle, on peut instituer ou continuer le traitement ferrugineux ; mais en diminuant la dose du fer, en y associant les opiacés à petite dose, les astringents ou le sous-nitrate de bismuth, et en soumettant les malades à un régime alimentaire convenable.

L'hémorrhagie intestinale, qui résulte, chez les chlorotiques, d'une exhalation passive du sang par la muqueuse de l'intestin, ainsi que je l'ai dit ailleurs, réclame de préférence l'emploi du perchlorure de fer, soit par la bouche, soit par le rectum, à des doses variables suivant les âges, suivant la constitution des malades, et l'intensité des symptômes.

On peut associer au perchlorure ferrique d'autres astringents, tels que le tannin, les préparations de ratanhia, etc.

En même temps on prescrit des boissons et des aliments froids, des préparations vineuses, soit simples, soit composées (vin de quinquina, de gentiane, etc.).

Le fer ayant souvent pour résultat d'amener ou d'augmenter la constipation, à laquelle les chlorotiques sont très-disposés, il importe de prévenir ou de combattre ce phénomène en associant aux préparations ferrugineuses de légers laxatifs et en particulier la rhubarbe, la magnésie, l'aloès, et les préparations de noix vomique ou de belladone, à très-petite dose.

Quand ces moyens sont insuffisants, les purgatifs à faible dose, les lavements émollients ou laxatifs deviennent de temps en temps nécessaires.

Il est utile, en même temps, de prescrire aux malades un régime varié et qui, par le choix des aliments et l'association convenable des herbacés et des substances azotées, puisse concourir à entretenir la liberté du ventre.

Le changement d'air, l'exercice régulier contribuent encore puissamment à ce résultat.

IV. — Complications utérines et péri-utérines.

Aménorrhée et dysménorrhée.

J'ai dit dans un chapitre précédent (p. 103), que la dysménorrhée et l'aménorrhée, si fréquentes chez les chlorotiques, sont tantôt liées à une lésion utérine, tantôt sous la dépendance directe de l'appauvrissement du sang.

Dans le premier cas, c'est-à-dire lorsque les troubles menstruels ou l'absence de la menstruation proviennent d'une altération pathologique de l'utérus, d'une métrite interne, d'une métrite du col avec boursouflement de la membrane muqueuse, d'un rétrécissement spasmodique ou d'une coarctation organique du conduit utérin, il y a lieu de combattre ces lésions, de les détruire, afin de favoriser ou de ramener le flux menstruel, avant de commencer le traitement de la chlorose. En effet, les ferrugineux ayant pour résultat d'enrichir le sang, et par suite d'augmenter la fluxion ovaro-utérine périodique, il est utile, avant de rendre au sang ses qualités normales, de préparer les voies pour une menstruation plus abondante. Le traitement préliminaire est donc indispensable pour le succès de la médication antichlorotique. Je n'exposerai pas ici les moyens spéciaux que réclament ces complications. On les trouvera longuement développés dans mon *Traité des maladies de l'utérus*.

S'il n'existe aucune lésion utérine et que la dysménorrhée ou l'aménorrhée soient franchement liées à la chlorose, il faut recourir d'emblée aux toniques, aux ferrugineux, et, suivant certaines indications particulières, aux autres agents de la médication antichlorotique, tels que les bains excitants, l'hydrothérapie, etc. C'est ici qu'il importe de bien se convaincre que l'absence ou la difficulté de la menstruation ne sont pas, comme le croient à tort quelques médecins, la cause de l'état chlorotique.

Cette funeste doctrine est la source des erreurs les plus graves en thérapeutique. Que font, en effet, ceux qui partagent ces idées ? Au lieu d'administrer du fer et de chercher à reconstituer le sang, ils ont recours aux émissions sanguines locales, aux applications de sangsues autour du bassin ou aux extrémités inférieures. Sous le prétexte de produire ainsi un effet dérivatif sur les organes génitaux, ils affaiblissent les malades, ils augmentent l'état de pauvreté du sang, ils aggravent la chlorose, ils retardent l'établissement ou le retour régulier de la menstruation.

En regardant, au contraire, avec plus de raison, la dysménorrhée et l'aménorrhée comme les effets, les produits de l'état chlorotique, et en administrant d'emblée les ferrugineux et les toniques conformément à cette donnée pathogénique, on remédie à l'appauvrissement du sang, on combat directement la cause des troubles menstruels, on fait cesser l'aménorrhée et la dysménorrhée en fournissant, pour ainsi dire, un aliment à la menstruation.

Ici le régime et l'hygiène doivent puissamment venir en aide à la thérapeutique. L'exercice, les promenades au grand air, le changement de pays ou de climat, le séjour aux bords de la mer, l'interdiction de toute occupation trop assidue ou trop sédentaire, une bonne nourriture, etc., sont des auxiliaires indispensables de la médication ferrugineuse, dans les cas de dysménorrhée ou d'aménorrhée symptomatiques de la chlorose.

Ménorrhagie et métrorrhagie.

Chez les chlorotiques atteintes de ménorrhagie ou de métrorrhagie, il importe encore, avant d'instituer

le traitement de la chlorose, de rechercher et de déterminer avec précision la cause des pertes sanguines.
Or, nous avons vu que ces pertes peuvent tenir à un
état congestif ou inflammatoire des organes génitaux,
ovaires, tissu cellulaire péri-utérin, utérus; ou bien
provenir directement de l'appauvrissement du sang.

Dans le premier cas, on est en présence d'une
hémorrhagie active, indépendante de la chlorose, et
qui n'a avec cette affection que de simples rapports
de coïncidence. Alors le fer est contre-indiqué, jusqu'à ce qu'on soit parvenu, par un traitement rationnel, à dissiper les phénomènes hypérémiques ou
inflammatoires. Ce précepte est d'une haute importance; car l'emploi prématuré des ferrugineux ne
pourrait, dans ces circonstances, qu'être impuissant
ou nuisible.

Cette règle ne souffre d'exception que pour les chlorotiques chez lesquelles la pauvreté du sang est extrême
et la faiblesse considérable. Alors la chlorose prime
tous les autres phénomènes morbides; et il est urgent
de la combattre directement tout en faisant le traitement des complications. Le médecin doit alors faire
appel à toute sa sagacité pour instituer concurremment deux thérapeutiques qui semblent s'exclure, et
pour choisir des moyens qui puissent, sans se neutraliser, remédier à deux états morbides opposés.

Dans le second cas, on a affaire à une hémorrhagie
passive, déterminée par l'appauvrissement du sang et

analogue à celles qui se produisent par d'autres sur-
faces muqueuses dans le cours de la chlorose. Ici la
médication antichlorotique directe est formellement
indiquée. Il faut prescrire les préparations martiales
et de préférence le perchlorure de fer, qui jouit d'une
puissante action hémostatique, les astringents et les
amers, les préparations de tannin, de quinquina, de
ratanhia, de gentiane, etc.

Si les hémorrhagies utérines sont trop abondantes,
on peut recourir à l'administration de l'ergot de seigle
ou de l'ergotine et aux autres moyens préconisés
contre ce genre de pertes ; mais, je ne saurais trop
le répéter, le moyen curatif par excellence, c'est le
traitement antichlorotique bien appliqué.

Leucorrhée.

La leucorrhée est fréquente chez les femmes chlorotiques, et beaucoup de praticiens administrent les
préparations ferrugineuses dans cette circonstance,
sans trop se préoccuper de l'origine et du point de
départ du flux leucorrhéique. Il importe, cependant,
d'établir des distinctions basées sur la connaissance
de la nature des lésions auxquelles se rattache ce phénomène morbide. Faute de poser nettement cette
indication préalable, on s'expose à voir échouer le
traitement martial, ou même à voir, sous son influence,
s'aggraver les accidents qu'on cherche à combattre.

Souvent la leucorrhée est le produit, l'expression symptomatique d'une phlegmasie de la muqueuse utérine ou d'un état congestif de l'utérus coexistant avec un engorgement péri-utérin.

Si ces phénomènes inflammatoires affectent une forme aiguë ou subaiguë, s'ils s'accompagnent de douleur dans la région pelvienne, de sensibilité à la pression, d'un sentiment de chaleur, avec ou sans réaction générale, les ferrugineux sont contre-indiqués d'une manière formelle. On doit, avant d'y recourir, éloigner la complication utérine ou péri-utérine par l'ensemble des moyens que j'ai indiqués à l'occasion du traitement de la métrite et du phlegmon péri-utérin. (Voyez mon *Traité des maladies de l'utérus et de ses annexes*, p. 120 et 291.)

Si la leucorrhée est liée à un état congestif ou phlegmasique de l'utérus ou de la région péri-utérine, sans douleur, sans réaction locale ou générale, et présentant une forme légère et franchement chronique, on peut administrer les préparations martiales, mais avec une extrême réserve; on ne doit les continuer qu'autant qu'elles ne sont suivies d'aucune recrudescence inflammatoire.

Si la leucorrhée ne se rattache point à un des états morbides qui viennent d'être signalés, si elle consiste dans une simple sécrétion intra-utérine ou vaginale, sans phlegmasie franche, en une sorte de flux catarrhal, atonique, tel qu'on l'observe chez les femmes

lymphatiques et chez quelques chloro-anémiques,
alors le fer est administré avec avantage, et il exerce
sur la leucorrhée une influence heureuse, mais indirecte, par la modification qu'il imprime à la constitution du sang.

En résumé, chez les femmes chlorotiques atteintes
de leucorrhée, il ne faut pas d'emblée prescrire les
préparations ferrugineuses. Il faut commencer par
s'assurer qu'il n'existe du côté de l'utérus ou de ses
annexes aucune lésion inflammatoire ou subinflam-
matoire, qui puisse en contre-indiquer l'usage. En
toute circonstance, d'ailleurs, on doit procéder avec
prudence et comme par tâtonnements, n'instituer définitivement la médication martiale que si les premiers
essais ne provoquent aucune augmentation de la
leucorrhée, ni aucune recrudescence du travail phlegmasique utérin ou péri-utérin. Procéder autrement
ce serait s'exposer à voir s'aggraver les complications
sans aucun profit pour l'amélioration de la chlorose.

Grossesse et allaitement.

D'accord avec Cazeaux et la plupart des accou-
cheurs modernes, j'ai précédemment fait ressortir
l'influence aggravante de la grossesse et de l'allaitement sur l'état chlorotique. Avant que l'attention ne
fût fixée sur ce sujet, beaucoup de médecins, abusés
par les apparences d'une fausse pléthore, avaient l'ha-

bitude de pratiquer des émissions sanguines chez les femmes enceintes. Une pareille méthode, loin de remédier aux accidents, ne faisait que les aggraver. Quelles que soient les périodes de la grossesse ou de l'allaitement, toutes les fois que l'on reconnaît l'existence de la chlorose, il est avantageux, nécessaire même, de recourir à l'usage des préparations ferrugineuses. Ici encore on doit se guider pour l'institution du traitement et pour le choix de la préparation martiale sur l'état et le degré de tolérance des organes digestifs.

V. — Spermatorrhée.

La spermatorrhée, compliquant et aggravant la chlorose, loin de contre-indiquer l'emploi des ferrugineux, constitue une des indications les plus formelles de ces agents, pourvu, toutefois, que l'état des organes digestifs ne s'oppose pas à leur usage. On sait, en effet, combien les pertes séminales occasionnent souvent des troubles graves dans les fonctions gastriques.

Inutile d'ajouter que les autres agents de la médication tonique et reconstituante doivent être employés concurremment avec les ferrugineux dans les cas de chlorose compliquée de spermatorrhée.

La médication ferrugineuse et tonique ne doit être considérée que comme un adjuvant dans le traitement de la spermatorrhée; cette médication exerce certai-

nement une influence favorable sur les pertes séminales en relevant les forces du malade et en activant
l'hématose; mais elle est ordinairement impuissante
à guérir la spermatorrhée; il est nécessaire, en général, de recourir au traitement spécial de cet accident.
En raison de l'action réciproque de la chlorose et de
la spermatorrhée, qui s'aggravent mutuellement, il
faut, pour en triompher plus sûrement, combattre
simultanément ces deux états morbides.

VI. — Complications tuberculeuses.

C'est à tort, croyons-nous, que le fer a été proscrit
d'une manière absolue, par quelques médecins, du
traitement de la chlorose compliquée de tubercules
pulmonaires.

Je vais essayer de déterminer, avec autant de précision que le permet ce difficile sujet, dans quelles
circonstances on peut administrer les préparations
martiales et dans quel cas on doit s'abstenir de leur
emploi.

Chez un sujet chlorotique, présentant tous les attributs de la prédisposition à la phthisie pulmonaire, que
cette prédisposition soit héréditaire ou qu'elle soit
acquise, le fer peut être employé avantageusement;
mais il doit l'être avec mesure, à des doses peu élevées, et toujours associé aux agents de la médication
antituberculeuse, surtout l'iode et ses composés (tein-

ture d'iode, iodure de potassium, huile de foie de morue, huile de squale, de raie, eaux sulfureuses, cresson, etc.).

Lorsque la prédisposition est plus avancée, lorsqu'elle se caractérise par des phénomènes de réaction générale, peu marqués encore, mais continuels ou fréquents, sans qu'on puisse les rattacher à une lésion déterminée; lorsque, en d'autres termes, un mouvement fébrile journalier, un sentiment de chaleur mordicante aux mains, des sueurs faciles, une diminution de l'appétit, un peu de dyspepsie, un amaigrissement notable, semblent annoncer l'imminence et comme l'invasion prochaine de la phthisie pulmonaire, il faut renoncer à l'administration des ferrugineux. En augmentant cet état de réaction, le fer ne pourrait qu'accélérer le développement des tubercules et hâter l'explosion de la maladie.

La chlorose vraie est assez rare, comme on le sait, dans la phthisie pulmonaire confirmée, ce qui peut s'expliquer par la modification que subit l'élément globulaire du sang chez les phthisiques.

Quand la chlorose coexiste avec la phthisie confirmée, la première affection n'est plus qu'un accident, un élément secondaire; la tuberculose devient la maladie prédominante, essentielle. Alors les ferrugineux sont contre-indiqués, et les efforts de la thérapeutique doivent être dirigés exclusivement contre la lésion organique de l'appareil respiratoire. Et ici, non-seulement la médication ferrugineuse serait inutile; mais même elle serait nuisible, ainsi que l'expérience l'a démontré, en élevant le degré de l'excitation générale, en augmentant la congestion pulmonaire et la disposition aux hémoptysies, en produisant une sorte de recrudescence dans le travail inflammatoire local, et en activant, définitivement, l'évolution des tubercules.

Dans quelques circonstances rares, on peut se départir de cette règle : c'est lorsque la phthisie pulmonaire affecte franchement la forme torpide; lorsque la réaction fébrile est nulle ou extrêmement faible et rare; lorsqu'il n'existe ni congestion, ni stase pulmonaire, ni hémoptysie; lorsque la respiration est assez libre et l'expectoration muqueuse; lorsque les tubercules paraissent très-bornés, que leur marche est stationnaire et subit un temps d'arrêt assez long pour faire espérer une cicatrisation prochaine et un amendement durable. Dans des conjonctures aussi favorables les préparations ferrugineuses peuvent être utiles; elles concourent alors à relever et à soutenir les forces du malade, et à ralentir ainsi les progrès de la consomption.

On prescrit de préférence les préparations où le fer se trouve associé à l'iode, tels sont le sirop d'iodo-tannaté de fer, le sirop de tartrate de potasse et de fer et d'iodure de potassium, le sirop et les pilules d'iodure de fer, etc.).

VII. — Complications diathésiques et cachectiques.

Quelles que soient la nature et l'origine des affections diathésiques et cachectiques, qui peuvent se développer dans le cours de la chlorose, les préparations ferrugineuses sont toujours associées avec avantage aux médications spéciales que réclame chacune de ces complications, à moins que l'état des organes digestifs ne s'y oppose.

Si l'on ne peut attendre que de médiocres effets de l'administration du fer dans certaines diathèses graves, telles que le cancer, la tuberculose, l'infection purulente, etc., on peut employer ce médicament comme un auxiliaire utile dans le traitement de l'herpétisme, de la scrofule, de la syphilis constitutionnelle, de la cachexie saturnine, de la cachexie paludéenne et de la cachexie diabétique.

On peut aussi recourir aux préparations martiales dans une certaine période de l'albuminurie. Dans la première période, ou période aiguë, il faut s'abstenir de ces agents, qui ne pourraient qu'augmenter la congestion rénale. Mais dans les périodes plus avancées, lorsque la maladie a pris une forme chronique, s'il est bien toléré par l'estomac, le fer peut contribuer à soutenir les forces et retarder les progrès de l'appauvrissement du sang.

FIN.

TABLE DES MATIÈRES

FIN DE LA TABLE DES MATIÈRES.

CATALOGUE DES LIVRES DE FONDS

DE LA LIBRAIRIE

ADRIEN DELAHAYE

Paris, place de l'École-de-Médecine, 23.

Nota. — Tous les ouvrages portés dans ce Catalogue sont expédiés par la poste, dans les départements et en Algérie, *franco* et sans augmentation sur les prix désignés. — Prière de joindre à la demande des *timbres-poste* ou un *mandat* sur Paris.

Annuaire général des sciences médicales, par le docteur Cavasse, ancien interne des hôpitaux de Paris, médecin adjoint des prisons de la Seine, etc. Les quatre premiers volumes (années 1857, 1858, 1859 et 1860) sont en vente. L'année 1861 (5e volume) est sous presse.

Prix des années 1857 et 1858........................ 5 fr.   »
— des années 1859 et 1860. .... 5 fr. 50

Deuxième série, commençant en 1862. Il sera publié deux volumes par an, 1 volume tous les six mois.

En vente le tome 1er de l'année 1862........... .... 6 fr.
Le tome II (*sous presse*).
Le prix de l'abonnement pour un an .... 10 fr.

ALMAGRO, docteur en médecine, ancien interne des hôpitaux de Paris. **Étude clinique et anatomo-pathologique sur la persistance du canal artériel.** Mémoire accompagné de 3 planches dont une coloriée. Paris, 1862.. 3 fr. 50

AZÉMA, docteur en médecine de la Faculté de Paris. **De l'ulcère de Mozambique,** suivi d'un Rapport à la Société de chirurgie de Paris, par M. Aug. Cullerier, chirurgien de l'hôpital du Midi, membre de la Société de chirurgie, officier de la Légion d'honneur, etc. In-8 de 87 pages. Paris, 1863................................... 2 fr.

BAUCHET, chirurgien des hôpitaux de Paris. **Anatomie pathologique des kystes de l'ovaire, et de ses conséquences pour le diagnostic et le traitement de ces affections.** Paris, 1859. In-4 de 162 pages..................................... 3 fr. 50

BAUCHET. **Du panaris et des inflammations de la main.** Paris, 1859. 1 vol. in-8, 2e édition, revue et augmentée........ 3 fr. 50

BAUCHET. **Des lésions traumatiques de l'encéphale.** Paris, 1860. In-8 de 200 pages... .... 3 fr.

BAZIN, médecin de l'hôpital Saint-Louis, etc. **Leçons sur la scrofule** considérée en elle-même et dans ses rapports avec la syphilis, la dartre et l'arthritis. 1 vol in-8, 2e édition, revue et considérablement augmentée. Paris, 1861.................... 7 fr. 50

BAZIN. **Leçons théoriques et cliniques sur les affections cutanées parasitaires**, professées à l'hôpital Saint-Louis, rédigées et publiées par A. POUQUET, interne des hôpitaux, revues et approuvées par le professeur. 2ᵉ édit., revue et augmentée. 1 vol. in-8 orné de 5 planches sur acier. 1862. . . . . 5 fr.

BAZIN. **Leçons théoriques et cliniques sur les syphilides** considérées en elles-mêmes et dans leurs rapports avec les éruptions dartreuses, scrofuleuses et parasitaires, professées à l'hôpital Saint-Louis par le docteur BAZIN, recueillies et publiées par Louis FOURNIER, interne de l'hôpital Saint-Louis, revues et approuvées par le professeur. 1859, 1 volume in-8. . . . . 4 fr.

BAZIN. **Leçons théoriques et cliniques sur les affections cutanées de nature arthritique et dartreuse** considérées en elles-mêmes et dans leurs rapports avec les éruptions scrofuleuses, parasitaires et syphilitiques, professées à l'hôpital Saint-Louis par le docteur BAZIN, rédigées et publiées par L. SERGENT, interne des hôpitaux, revues et approuvées par le professeur. 1860. 1 vol. in-8. . . . . 5 fr.

BAZIN. **Leçons théoriques et cliniques sur les affections cutanées artificielles et sur la lèpre, les diathèses, le purpura, les difformités de la peau,** etc., professées à l'hôpital Saint-Louis par le docteur BAZIN, recueillies et publiées par le docteur GUÉRARD, ancien interne de l'hôpital Saint-Louis, revues et approuvées par le professeur. Paris, 1862. 1 vol. in-8. . . . . 6 fr.

BAZIN. **Leçons sur les affections génériques de la peau,** professées à l'hôpital Saint-Louis par le docteur BAZIN, recueillies et publiées par le docteur BAUDOT (Émile), ancien interne, lauréat des hôpitaux, etc., revues et approuvées par le professeur. Paris, 1862. 1 vol. in-8. 5 fr.

BOIS, docteur en médecine de la Faculté de Paris, etc. **Thérapeutique de la méthode des injections sous-cutanées.** Paris, 1864. In-8 de 32 pages. . . . . 1 fr.

BOUGARD, docteur en médecine de la Faculté de Paris, médecin consultant à Bourbonne-les-Bains, etc. **Les eaux salées chaudes de Bourbonne-les-Bains** (eaux chlorurées, sodiques et bromo-iodurées). Paris, 1863. 1 vol. in-12 de 150 pages. . . . . 2 fr.

BOYER (Jules), ancien chef des travaux anatomiques, etc. **Guérison de la phthisie pulmonaire,** et moyens de prévenir cette maladie à l'aide d'un traitement nouveau. Paris, 1864. In-8 de 83 pages, 4ᵉ édit. . . 1 fr. 50

BROCA (Paul), professeur agrégé à la Faculté de médecine de Paris, chirurgien des hôpitaux, etc. **Études sur les animaux ressuscitants.** Paris, 1860. In-8 avec figures gravées. . . . . 3 fr.

CAISSO, ancien chef de clinique, etc. **Recherches cliniques et anatomo-pathologiques sur la fièvre typhoïde.** 1 vol. in-8. Paris, 1864. . . . . 4 fr.

CAYRADE, docteur en médecine. **Recherches critiques et expérimentales sur les mouvements réflexes.** 1 vol. in-8 de 185 pages. Paris, 1864. . . . . 3 fr.

CHABRAND, docteur en médecine de la Faculté de Paris, médecin de l'hôpital civil de Briançon, etc. **Du goître et du crétinisme endémiques et de leurs véritables causes.** Paris, 1864. In-8 de 92 pages. . . . . 2 fr.

CHARCOT, médecin des hôpitaux de Paris, professeur agrégé, etc. **De la pneumonie chronique.** In-8 de 67 pages et une planche gravée sur acier. Paris, 1860... 2 fr.

CHEVALIER (Arthur), auteur de l'*Hygiène de la vue*. **L'étudiant micrographe.** Traité pratique du microscope, de la dissection, préparation et conservation des objets. 1 vol. in-12 de 359 pages et 100 fig. intercalées dans le texte. Ouvrage accompagné d'un atlas de 300 infusoires et objets. Paris, 1864... 5 fr.

CONSTANS, docteur en médecine de la Faculté de Paris, chevalier de la Légion d'honneur, inspecteur général du service des aliénés. **Relation sur une épidémie d'hystéro-démonopathie en 1861.** Deuxième édition, in-8 de 130 pages. Paris, 1863................... 2 fr.

CULLERIER, chirurgien de l'hôpital du Midi, etc. **Des affections biennorrhagiques : Leçons cliniques** professées à l'hôpital du Midi, recueillies et publiées par le docteur ROYET, ancien interne de l'hôpital du Midi, suivies d'un Mémorial thérapeutique, revues et approuvées par le professeur. Paris, 1861. 1 vol. in-8 de 248 pages......... 4 fr.

DEHOUS (Achille), docteur en médecine de la Faculté de Paris, etc. **Lettres à une mère sur l'alimentation du nouveau-né.** 1 vol. in-12 de 312 pages. Paris, 1863 .... 3 fr. 50
Ouvrage couronné par la Société médicale d'Amiens.

DELEAU, médecin en chef de la Roquette. **Traité pratique sur les applications du perchlorure de fer en médecine.** Paris, 1860. 1 vol. in-8 de 272 pages......................... 4 fr.

DELSOL, docteur en médecine, ancien interne des hôpitaux de Paris. **Du mal perforant du pied.** In-8 de 67 pages. Paris, 1864... 1 fr. 50

DEPAUL, professeur de clinique d'accouchements à la Faculté de médecine de Paris, membre de l'Académie impériale de médecine. **Nouvelles recherches sur la véritable origine du virus vaccin.** In-8 de 47 pages. Paris, 1864............................... 1 fr. 25

DEPAUL. **De l'origine réelle du virus vaccin.** Réponse aux objections qui ont été faites à mes nouvelles recherches sur la véritable origine du virus vaccin. Paris, 1864. In-8 de 43 pages............. 1 fr. 25

DESPRÉS, docteur en médecine, ancien interne des hôpitaux de Paris. **Traité de l'érysipèle.** 1 vol. in-8 de 224 p. Paris, 1862. 3 fr. 50

DESPRÉS. **De la hernie crurale.** In-8 de 138 p. Paris, 1863. 3 fr.

DOLBEAU, professeur agrégé de la Faculté de médecine de Paris, chirurgien des hôpitaux, etc. **Traité pratique de la pierre dans la vessie.** 1 vol. in-8 de 424 p., avec 14 fig. dans le texte. Paris, 1864. 7 fr.

DOLBEAU. **De l'emphysème traumatique.** 1860. In-8...... 2 fr.

DOLBEAU. **De l'épispadias,** ou fissure uréthrale supérieure, et de son traitement. Paris, 1861. In-4 de 55 pages et 4 planches représentant douze sujets... 5 fr.

DUBUC, ancien interne, lauréat de la Faculté de médecine de Paris, etc. **Des syphilides malignes précoces.** In-8 de 155 pages. Paris, 1864... 3 fr.

DUPUY, docteur en médecine, ancien interne lauréat des hôpitaux de Paris (médaille d'or), etc. **Essai critique et théorique de philosophie médicale**, Paris, 1864. In-8 de 414 pages............. 6 fr.

DURIAU, chef de clinique de la Faculté de médecine de Paris. **Parallèle du typhus et de la fièvre typhoïde.** 1855. In-8 de 55 p. 1 fr. 25

ESSARCO, docteur en médecine. **Faits et raisonnements établissant la véritable théorie des mouvements et des bruits du cœur.** Grand in-8 de 66 pages. Paris, 1864...................... 2 fr.

ESTRADÈRE, docteur en médecine de la Faculté de Paris, etc. **Du massage : son historique, ses manipulations, ses effets physiologiques et thérapeutiques.** 1 vol. gr. in-8 de 168 pages. Paris, 1863.... 3 fr. 50

FABRE, docteur en médecine de la Faculté de Paris, ancien interne des hôpitaux. **Des moyens de progrès en thérapeutique.** Paris, 1861. Grand in-8 de 306 pages............................. 3 fr. 50

FISCHER et BRICHETEAU, internes à l'hôpital des Enfants. **Traitement du croup**, ou angine laryngée diphthéritique. Deuxième édition, revue et augmentée. In-8 de 120 pages. Paris, 1863............. 2 fr. 50
 Mémoire couronné par la Société d'agriculture et des arts de Lille.

FOLLIN, professeur agrégé, chargé du cours de clinique des maladies des yeux à la Faculté de médecine de Paris, chirurgien de l'hôpital du Midi, etc. **Leçons sur les principales méthodes d'exploration de l'œil malade,** et en particulier sur l'application de l'ophthalmoscope au diagnostic des maladies des yeux, rédigées et publiées par Louis Thomas, interne des hôpitaux, revues et approuvées par le professeur. Paris. 1863. 1 vol. in-8 de 300 pages avec 70 fig. dans le texte, et 2 pl. en chromolithographie, dessinées par Lackerbauer........... 7 fr.

FORT, docteur en médecine, ancien interne des hôpit. de Paris, etc. **Traité élémentaire d'histologie.** Paris, 1863. 1 vol. in-8 de 336 p. 5 fr. 50

FORT. **Anatomie descriptive et dissection.** Premier fascicule : OSTÉO-LOGIE. In-12 de 130 pages. Paris, 1864.................. 2 fr. 25
 Deuxième fascicule : MYOLOGIE ET APONÉVROLOGIE. In-12 de 139 pages. Paris, 1864... 2 fr. 25

FOURCY (Eugène de), ingénieur en chef du corps des mines. **Vade-mecum des herborisations parisiennes,** conduisant par la méthode dichotomique aux noms d'ordre, de genre et d'espèce de toutes les plantes spontanées ou cultivées en grand dans un rayon de 30 lieues autour de Paris. Paris, 1859. 1 vol. in-18 de 330 pages............ 4 fr. 50

FOURNIÉ (de l'Aude), docteur en médecine de la Faculté de Paris. **De la pénétration des corps pulvérulents gazeux, solides et liquides, dans les voies respiratoires,** au point de vue de l'hygiène et de la thérapeutique. In-8 de 75 pages. Paris, 1862.............. 2 fr.

FOURNIÉ (de l'Aude). **Étude pratique sur le laryngoscope et sur l'application des remèdes topiques dans les voies respiratoires.** In-8 de 106 pages, avec fig. dans le texte. Paris, 1863... 2 fr. 50

FOURNIER (Alfred), professeur agrégé à la Faculté de médecine de Paris médecin des hôpitaux. **De l'urémie.** In-8 de 148 pages. Paris, 1863
 2 fr. 50

FRITZ, docteur en médecine, ancien interne des hôpitaux de Paris, etc. **Étude clinique sur divers symptômes spinaux observés dans la fièvre typhoïde.** 1 vol. in-8 de 186 pages. Paris, 1864... 3 fr.

GERME, docteur en médecine de la Faculté de Paris, ex-prosecteur et lauréat de l'École de médecine d'Arras, etc. **Qu'est-ce que l'albuminurie ?** ou de son analogie avec les sécrétions séreuses, séro-plastiques et les hémorrhagies qui se font soit à la surface, soit dans l'épaisseur. In-8 de 160 pages. Paris, 1864 .. .. 3 fr.

GOSSE, docteur en médecine de la Faculté de Paris, etc. **Des taches, au point de vue médico-légal.** In-8 de 96 p., avec 3 pl. 1863. 3 fr.

GRAVES. **Leçons de clinique médicale,** précédées d'une introduction de M. le professeur Trousseau, ouvrage traduit et annoté par le docteur Jaccoud, professeur agrégé à la Faculté de médecine de Paris, médecin des hôpitaux. Deuxième édition, revue et corrigée. Paris, 1863. 2 forts vol. in-8... 20 fr.

Nous extrayons de la préface de M. le professeur Trousseau les lignes suivantes :

« Depuis bien des années, je parle de Graves dans mes leçons cliniques; j'en recommande la lecture, je prie les élèves qui savent l'anglais de considérer cet ouvrage comme leur bréviaire; je dis et je répète que, de toutes les œuvres pratiques publiées dans notre siècle, je n'en connais pas de plus utile, de plus intelligente, et j'ai toujours regretté que les leçons cliniques du grand praticien de Dublin n'eussent pas été traduites dans notre langue.

» Professeur de clinique de la Faculté de médecine de Paris, j'ai sans cesse lu et relu l'œuvre de Graves; je m'en suis inspiré dans mon enseignement; j'ai essayé de l'imiter dans le livre que j'ai publié moi-même sur la clinique de l'Hôtel-Dieu; et encore aujourd'hui, bien que je sache presque par cœur tout ce qu'a écrit le professeur de Dublin, je ne puis m'empêcher de relire constamment un livre qui ne quitte jamais mon bureau. »

GRIESINGER, professeur de clinique médicale et de pathologie mentale à l'Université de Zurich. **Des maladies mentales et de leur traitement,** précédé d'une classification des maladies mentales, d'une étude sur la paralysie générale, et accompagné de notes intercurrentes par M. le docteur Baillarger, médecin de la Salpêtrière, membre de l'Académie de médecine; ouvrage traduit par le docteur Doumic, médecin de la maison centrale de Poissy, etc. 1 fort vol. in-8. Paris, 1864. 9 fr.

GROS (Léon), ancien médecin en chef de l'hôpital de Sainte-Marie-aux-Mines, et LANCEREAUX, interne des hôpitaux de Paris. **Des affections nerveuses syphilitiques.** Paris, 1861. 1 vol. in-8..... 7 fr.

Ouvrage couronné par l'Académie impériale de médecine de Paris.

GUENEAU DE MUSSY (Noël), médecin de l'hôpital de la Pitié, professeur agrégé à la Faculté de médecine de Paris, etc. **Causes et traitement de la tuberculisation pulmonaire;** leçons professées à l'Hôtel-Dieu en 1859, recueillies et publiées par le docteur Wieland, ancien interne des hôpitaux de Paris, revues par le professeur. Paris, 1860. In-8. 3 fr.

GUENEAU DE MUSSY (Noël). **Deux leçons de pathologie générale.** Paris, 1863. In-8 de 38 pages...................... 1 fr.

GUÉNIOT, docteur en médecine, chef de clinique de la Faculté de Paris. **Des vomissements incoercibles pendant la grossesse.** In-8 de 127 pages. Paris, 1863................... 2 fr. 50

GUÉRIN (Alphonse), chirurgien de l'hôpital de Lourcine, etc. **Leçons cliniques sur les maladies des organes génitaux externes de la femme.** 1 vol. in-8 de 530 pages. Paris, 1863............. 7 fr.

GUYON (F.), professeur agrégé à la Faculté de médecine de Paris, chirurgien des hôpitaux, etc. **Des vices de conformation de l'urèthre chez l'homme, des moyens d'y remédier.** 1 vol. grand in-8 de 175 pages, orné de 4 planches. Paris, 1863.............. 3 fr. 50

GUYON (F.). **Des tumeurs fibreuses de l'utérus.** 1860. In-8 de 139 p. et 1 planche.. 2 fr. 50

HALLÉ, docteur en médecine. **Des phlegmons périnéphrétiques.** Mémoire in-8 de 152 pages. Paris, 1863.................... 2 fr. 50

HARDY, médecin de l'hôpital Saint-Louis, professeur agrégé, chargé du cours de clinique des maladies de la peau à la Faculté de médecine de Paris, etc. **Leçons sur les maladies de la peau,** rédigées et publiées par MM. les docteurs MOYSANT et GARNIER, anciens internes des hôpitaux, revues par le professeur. 2ᵉ édition, revue et corrigée. 2 vol. in-8. 1860 et 1863.. 7 fr. 50

HARDY, médecin de l'hôpital Saint-Louis, etc. **Leçons sur la scrofule,** les scrofulides, la syphilis, les syphilides; rédigées et publiées par le docteur Jules LEFEUVRE, revues par le professeur. 1 vol. in-8. Paris, 1864... 4 fr.

HORION, docteur en médecine, ancien chef de clinique à l'Université de Liége. **Des rétentions d'urine, ou Pathologie spéciale des organes urinaires** au point de vue de la rétention. Paris, 1863. 1 vol. in-8.. 6 fr.

JACCOUD, professeur agrégé à la Faculté de médecine de Paris, médecin des hôpitaux, etc. **De l'organisation des Facultés de médecine en Allemagne.** Rapport présenté à Son Excellence le ministre de l'instruction publique, le 6 octobre 1863. 1 vol. in-8 de 175 pages.   3 fr. 50

IMBERT-GOURBEYRE, professeur de matière médicale à l'École de médecine de Clermont-Ferrand, etc. **Études sur quelques symptômes de l'arsenic et les eaux minérales arsénifères** (pour servir en outre de démonstration aux doses infinitésimales). Grand in-8 de 108 pages. Paris, 1863.. 2 fr.

KUBORN, professeur d'hygiène industrielle et professionnelle à l'école industrielle de Seraing, etc. **Étude sur les maladies particulières aux ouvriers mineurs employés aux exploitations houillères en Belgique.** Paris, 1863. 1 vol. gr. in-8 de 300 pages......... 6 fr.

LABALBARY, docteur en médecine de la Faculté de Paris. **Des kystes de l'ovaire, ou de l'hydrovarie et de l'ovariotomie,** d'après la méthode anglaise du docteur Baker Brown, chirurgien en chef de London Surgical Home, etc. In-8 de 82 pages. Paris, 1862........... 2 fr.

LABBÉ (Léon), professeur agrégé à la Faculté de médecine de Paris, etc. **De la coxalgie.** In-8 de 140 pages, avec 3 pl. Paris, 1863.   2 fr. 50

LALLEMANT, ancien interne des hôpitaux de Paris, etc. **De l'élément nerveux dans le croup.** Mémoire de 108 p. Paris, 1864.   2 fr. 50

LANCEREAUX, docteur en médecine, ancien interne des hôpitaux de Paris. **De la thrombose et de l'embolie cérébrale** considérées principalement dans leurs rapports avec le ramollissement du cerveau. Mémoire in-4 de 138 pages et tableaux. Paris, 1862................ 3 fr.

LANGLEBERT (Edm.). Nouvelle doctrine syphilographique. — Du chancre produit par la contagion des accidents secondaires de la syphilis, suivi d'une nouvelle étude sur les moyens préservatifs des maladies vénériennes. 2e édition, revue et augmentée du rapport de M. CULLERIER à la Société de chirurgie. In-8. Paris, 1862 . . . . 2 fr. 50

LE FORT, professeur agrégé à la Faculté de médecine de Paris, chirurgien des hôpitaux, etc. **Des vices de conformation de l'utérus et du vagin.** 1 vol. in-8 de 207 p., avec 1 planche. Paris, 1863. 3 fr. 50

LEFORT (César). La méthode de la science moderne est-elle réellement positive et définitive ? Introduction à la construction du dogme positiviste par la découverte de l'origine organique de l'intelligence. In-8 de 96 pages. Paris, 1864 . . . . 2 fr.

LIÉGEOIS, professeur agrégé à la Faculté de médecine de Paris. **Anatomie et physiologie des glandes vasculaires sanguines.** Paris, 1860. Grand in-8 avec 2 planches . . . . 3 fr. 50

MALGAIGNE. Leçons d'orthopédie, professées à la Faculté de médecine de Paris, recueillies par MM. GUYON et PANAS, prosecteurs de la Faculté de médecine de Paris, revues et approuvées par le professeur. 1 vol. in-8 accompagné de 5 pl. dessinées par M. Léveillé. Paris, 1862. 6 fr. 50

MARCOVITZ, ancien interne des hôpitaux de Paris, lauréat de la Faculté, etc. **Étude sur les différentes espèces d'épanchements pleurétiques et sur leur traitement médical et chirurgical.** Mémoire de 103 pages. Paris, 1864 . . . . 2 fr.

MAREY, docteur en médecine, lauréat de l'Institut et de la Faculté de médecine de Paris, etc. **Physiologie médicale de la circulation du sang :** étude graphique des mouvements du cœur et du pouls artériel; application aux maladies de l'appareil circulatoire. 1 vol. in-8, avec 235 figures intercalées dans le texte. Paris, 1863 . . . . 10 fr.

MATTEI. Clinique obstétricale, ou Recueil d'observations et statistiques. Paris, 1862 et 1863. 4 vol. in-8 . . . . 16 fr.

MORDRET, lauréat de l'Académie de médecine de Paris, etc. **Traité pratique des affections nerveuses et chloro-anémiques** considérées dans les rapports qu'elles ont entre elles. Paris, 1861. 1 vol. in-8 de 496 pages . . . . 6 fr.

Ouvrage qui a obtenu un prix de l'Académie impériale de médecine.

NÉLATON (Eugène), prosecteur de la Faculté de médecine de Paris. **Mémoire sur une nouvelle espèce de tumeurs bénignes des os, ou tumeurs à myéloplaxes.** 1 vol. gr. in-8 de 376 pages et 3 planches coloriées. 1860 . . . . 6 fr. 50

NODET (L.), docteur en médecine, etc. **Études cliniques et expérimentales** sur les diverses espèces de chancres, et particulièrement sur le chancre mixte, précédées d'une lettre d'introduction par M. le docteur ROLLET, chirurgien en chef de l'Antiquaille de Lyon. 2e édit. Paris, 1864. 1 vol. in-8 de 149 pages . . . . 2 fr.

NONAT, médecin de la Charité, agrégé libre de la Faculté de Paris, chevalier de la Légion d'honneur, etc. **Traité pratique des maladies de l'utérus et de ses annexes.** Paris, 1860. 1 fort volume in-8 de 900 pages, avec figures dans le texte...................... 12 fr.

NONAT. **Traité des dyspepsies,** ou Étude pratique de ces affections, basée sur les données de la physiologie expérimentale et de l'observation clinique. 1 vol. in-8 de 230 pages. Paris, 1862........... 3 fr. 50

NONAT. **De la coexistence fréquente des maladies de l'utérus et des lésions péri-utérines**; des indications thérapeutiques qui en résultent. Paris, 1862. In-8 de 24 pages...................... 75 c.

OLLIVIER (Auguste), sous-bibliothécaire à la Faculté de médecine de Paris, etc. **Essai sur les albuminuries produites par l'élimination des substances toxiques.** Grand in-8 de 24 pages. Paris, 1863.. 1 fr. 25

PANAS, professeur agrégé à la Faculté de médecine de Paris, chirurgien des hôpitaux, etc. **Des cicatrices vicieuses et des moyens d'y remédier.** In-8 de 134 pages et une planche. Paris, 1863...... 2 fr. 50

PARROT, professeur agrégé à la Faculté de médecine de Paris, etc. **De la mort apparente.** Paris, 1860. In-8 de 80 pages........... 2 fr.

PÉTREQUIN, ex-président de l'Académie des sciences, belles-lettres et arts, et de la Société de médecine de Lyon, professeur à l'École de médecine de Lyon, etc. **Mélanges d'histoire, de littérature et de critique médicales** sur les principaux points de la science et de l'art. Paris, 1864. 1 vol. grand in-8 de 476 pages.............. 6 fr.

PICARD, docteur en médecine, ancien interne des hôpitaux de Paris, etc. **Des inflexions de l'utérus à l'état de vacuité.** 1 vol. in-8 de 200 pages, avec figures dans le texte. Paris, 1862......... 3 fr. 50

POTAIN, médecin des hôpitaux de Paris, professeur agrégé à la Faculté de médecine. **Des lésions des ganglions lymphatiques viscéraux.** In-8. Paris, 1860.. 2 fr.

POUQUET, docteur en médecine, ancien interne lauréat des hôpitaux de Paris. **De la trachéotomie dans le cas de croup, considérations pratiques.** Mémoire in-8 de 88 pages. Paris, 1863............ 2 fr.

RICORD, chirurgien de l'hôpital du Midi, membre de l'Académie de médecine, etc. **Leçons sur le chancre,** professées à l'hôpital du Midi, recueillies et publiées par le docteur A. Fournier, ancien interne de l'hôpital du Midi; suivies de notes et pièces justificatives et d'un formulaire spécial. Deuxième édition, revue et augmentée. Paris, 1860. 1 vol. in-8 de 549 pages .... 7 fr.

ROCHARD, médecin adjoint de la prison des Madelonnettes, etc. **Traité des maladies de la peau.** Paris, 1863. 1 vol. in-8......... 6 fr.

ROUYER, docteur en médecine. **Études médicales sur l'ancienne Rome.** Les bains publics de Rome, les magiciennes, les philtres, etc.; l'avortement, les eunuques, l'infibulation, la cosmétique, les parfums, etc. Paris, 1859. 1 vol. in-8...................................... 3 fr. 50

SAVALLE (de Freneuse), docteur en médecine de la Faculté de Paris, etc. **Étude sur l'angine de poitrine.** In-8 de 83 p. Paris, 1864.   2 fr.
> Mémoire présenté au concours pour le prix Civrieux, et récompensé par l'Académie impériale de médecine.

STOKES, professeur royal de médecine à l'Université de Dublin, etc. **Traité des maladies du cœur et de l'aorte**, ouvrage traduit par le docteur SÉNAC, ancien interne des hôpitaux de Paris, etc. 1 vol. in-8 de 736 p. Paris, 1864.. 10 fr.

SUCQUET (J. P.), docteur en médecine de la Faculté de Paris, lauréat de l'Académie des sciences, chevalier de la Légion d'honneur. **Anatomie et physiologie.** Circulation du sang. D'une circulation dérivative dans les membres et dans la tête chez l'homme. Mémoire approuvé par l'Académie impériale de médecine, séance du 18 juin 1861. In-8 et atlas de 6 pl. in-folio, dessins d'après nature par Lackerbauer. Paris, 1862.   8 fr.

TRÉLAT, médecin de la Salpêtrière, etc. **La folie lucide, considérée au point de vue de la famille et de la société.** 1 vol. in-8. Paris, 1861.. 6 fr.

TROUSSEAU, professeur de la Faculté de médecine de Paris, etc. **Conférences sur l'empirisme.** Paris, 1862. In-8 de 58 pages.   1 fr. 50

VAURÉAL (Charles de), docteur en médecine. **Essai sur l'histoire des ferments**; de leur rapprochement avec les miasmes et les virus. 1 vol. grand in-8 de 194 pages. Paris, 1864..................... 3 fr.

VERNEUIL, professeur agrégé à la Faculté de médecine de Paris, chirurgien de l'hôpital de Lourcine. **Éloge d'Alph. Robert**, chirurgien honoraire des hôpitaux de Paris, professeur d'anatomie, etc. 1864. In-8 de 96 pages.. 2 fr.

VIRCHOW (Rodolphe), professeur d'anatomie pathologique à la Faculté de médecine de Berlin, membre correspondant de l'Institut de France. **La syphilis constitutionnelle.** Traduit de l'allemand par le docteur Paul PICARD; revue, corrigée et considérablement augmentée par le professeur. Paris, 1860. 1 vol. in-8, avec figures dans le texte........... 4 fr.

WECKER, professeur de clinique ophthalmologique. **Traité théorique et pratique des maladies des yeux.** Tome 1er. Premier fascicule : Maladies de la conjonctive, avec 1 pl. Paris, 1863. In-8 de 205 p. 3 fr. 50

> Deuxième fascicule : Maladies de la sclérotique, de la cornée, de l'iris et de la choroïde. 1 vol. in-8 de 317 pages avec 3 planches gravées et 18 figures intercalées dans le texte. Paris, 1863........... 3 fr. 50

> Troisième fascicule : Maladies des paupières, de l'orbite et des voies lacrymales. 1 vol. in-8, avec figures dans le texte. Paris, 1864. 3 fr. 50

YGONIN, docteur en médecine, ancien interne de la Maternité de Lyon. **Des obstacles que le col utérin peut apporter à l'accouchement.** In-8 de 127 pages. Paris, 1863..................... 2 fr.

Paris. — Imprimerie de E. MARTINET, rue Mignon, 2.